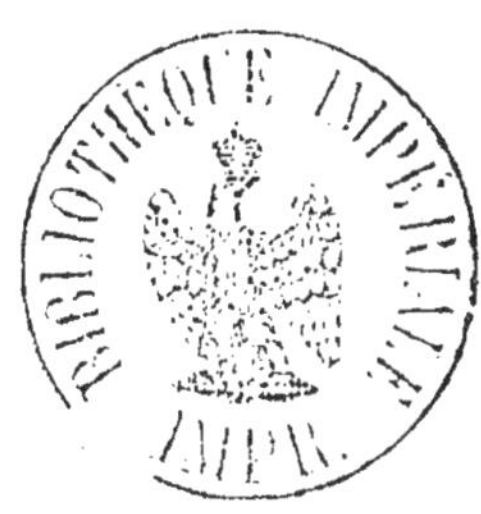

DU TRAITEMENT CURATIF

DE

LA PHTHISIE PULMONAIRE

PAR

LE MUCILAGE ANIMAL A HAUTE DOSE.

DU TRAITEMENT CURATIF

DE LA

PHTHISIE PULMONAIRE

PAR LE MUCILAGE ANIMAL

A HAUTE DOSE;

DES CAUSES DE CETTE MALADIE

ET DES

MOYENS DE S'EN PRÉSERVER,

PAR

Le Docteur DE LAMARE,

Membre des Académies de Londres, Édimbourg, Rouen, etc., etc.

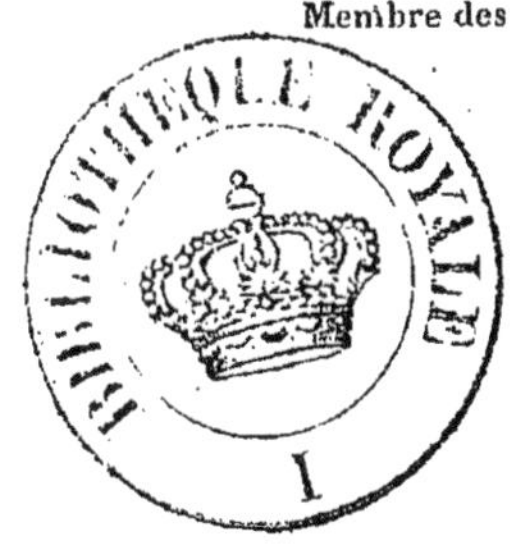

PARIS.

IMPRIMERIE DE L. MARTINET,

RUE JACOB, 30.

1847.

DU TRAITEMENT CURATIF

DE LA

PHTHISIE PULMONAIRE

PAR

LE MUCILAGE ANIMAL A HAUTE DOSE.

La phthisie pulmonaire est de toutes les maladies la plus commune et la plus redoutable. Les statistiques nous apprennent que dans les grandes villes, à Paris, à Londres, elle enlève un cinquième de la population; et d'après les recherches de tous les observateurs, il n'existe presque aucun point du globe où elle soit tout à fait inconnue. Les médecins de tous les temps ont cherché à combattre ce terrible fléau de l'espèce humaine; et, il faut l'avouer, ces efforts ont été impuissants. Sans entrer ici dans des détails qui nous entraîneraient à une analyse minutieuse des travaux de nos devanciers, qu'il me suffise de dire que jusqu'à Bayle et Laënnec, ces tentatives ont été faites d'une manière purement empirique, et sans rechercher quelle était la nature intime de la maladie. Ces deux auteurs ont marqué une ère nouvelle dans l'histoire de la phthisie, ils ont éclairé par l'anatomie pathologique sur sa nature, et l'admirable découverte de l'auscultation a fait faire un pas immense à sa symptomatologie; mais qu'ont-ils fait pour le traitement? Ils finissent par conclure que la phthisie est incurable par les moyens que l'art possède jusqu'alors.

C'est encore à la même conclusion qu'est arrivé M. Louis, après ses longues et minutieuses recherches sur la phthisie; il analyse les symptômes, compte les cas, et n'indique rien pour le traitement. Envisageant la question sous le rapport thérapeutique, quelques médecins zélés et instruits ont, dans ces derniers temps, expérimenté le sel commun, l'iode, l'huile de foie de morue, etc.; mais malheureusement le succès ne paraît point avoir répondu à leurs efforts.

On pourrait assurément taxer de présomption la persévérance dans ces recherches après l'insuccès de tant d'hommes de profond savoir, s'il ne s'agissait d'une question aussi grave, et qui intéresse au plus haut degré l'humanité et la science; mais celles-ci réclament les constants efforts des hommes de travail, puisqu'on n'a point encore obtenu la solution du problème. Fort de cette pensée et cherchant avant tout la vérité, je viens aujourd'hui appeler l'attention des praticiens sur des faits dont l'observation m'est personnelle, les engageant à répéter les tentatives qui m'ont si heureusement réussi. J'ai successivement guéri plusieurs individus atteints de phthisie manifeste qui en présentaient tous les symptômes d'une manière irréfragable, et chez lesquels, d'ailleurs, j'ai pratiqué avec soin l'auscultation, dont une grande habitude et une étude toute spéciale m'ont permis de faire un sûr moyen d'investigation. J'ai guéri ces individus qui, aujourd'hui, jouissent d'une santé parfaite, par un traitement simple et facile, mais qui demande une certaine persévérance de la part du malade, et aussi de la part du médecin.

Je consacrerai un certain nombre de pages à l'exposition de ce traitement curatif, au détail des faits nécessaires à l'appréciation de sa valeur; je citerai des observations en nombre limité, mais offrant entre elles des différences essentielles; je m'efforcerai de décrire avec soin l'état des malades qui en feront l'objet, afin que l'on puisse en agissant de la même manière arriver aux mêmes résultats que moi, ou même à des résultats meilleurs.

Avant d'aborder ce qui se rapporte au traitement curatif de la phthisie, je crois qu'il est bon d'entrer dans quelques considérations relatives au développement des tubercules, d'examiner comment la maladie prend naissance, quelle doit être sa nature intime, quelle force préside à son développement, enfin comment sa guérison doit s'opérer, si c'est nécessairement et dans tous les cas par l'évacuation de la matière tuberculeuse ramollie, ou bien s'il est raisonnable d'espérer et de chercher à obtenir la résorption de la matière tuberculeuse à l'état de crudité.

Guidé par la simple analogie, je regardais autrefois cette dernière hypothèse comme admissible, et je puis dire aujourd'hui qu'elle est l'expression la plus naturelle des faits que j'ai observés chez quelques uns de mes malades. Enfin, après ces considérations sur le développement de la phthisie et l'origine des tubercules, et avant de parler du traitement curatif, je veux aussi dire quelques mots d'un traitement que je regarde comme le meilleur préservatif de la phthisie, traitement basé sur des expériences faites dans ces derniers temps sur des animaux, chez lesquels on peut à volonté faire se développer ou non des tubercules dans les poumons, suivant qu'en les soumettant aux influences tuberculisantes, on leur fait prendre ou non quelques grains d'une substance médicamenteuse.

C'est ce traitement combiné avec quelques soins hygiéniques que je conseille depuis quelque temps à tous ceux qui, par leur naissance de parents phthisiques ou leur conformation extérieure, me paraissent prédisposés à la phthisie. J'indiquerai la mesure dans laquelle il me semble qu'il doit être suivi, les conditions, les époques à choisir, les contre-indications. Il est évident que pour ce traitement préservatif je n'ai point à citer des faits observés sur l'homme, comme je puis le faire pour le traitement curatif; je n'ai pu le déduire que d'expériences qui ont été faites sur les animaux, et qui m'ont paru suffisamment probantes.

De la nature intime de la phthisie et de la formation des tubercules.

La détermination de la nature intime et de la cause première de la phthisie, a soulevé chez les pathologistes les opinions les plus contradictoires. Les uns la font dériver dans tous les cas de l'inflammation, les autres la rapportent à une prédisposition. La première de ces deux opinions est assez généralement regardée aujourd'hui comme absurde, aussi ne m'arrêterai-je pas longtemps à la combattre; la seconde, prise comme proposition générale, admet des interprétations fort différentes, et a besoin d'être fixée dans ses termes. C'est dans cette détermination que gît toute la difficulté, si l'on veut se rendre bien compte de faits qui se présentent assez différents à l'observation, mais qu'on peut rapporter à un principe unique si on envisage la question sous un certain point de vue.

Examinons d'abord la première opinion : la phthisie est-elle le produit de l'inflammation? L'appauvrissement de la constitution et l'état anémique dans lequel se trouvent presque tous les sujets lorsque la phthisie se développe, la pâleur générale non seulement des téguments, mais de la plupart des tissus, sont tout à fait opposés à cet état d'hypérémie dont s'accompagnent les inflammations, même les inflammations chroniques ; puis, si l'on considère les causes qui paraissent présider au développement des tubercules, ou tout au moins le favoriser, on voit que ces causes sont presque toutes de nature débilitante, et par conséquent opposées à un travail phlegmasique. Si d'ailleurs on veut localiser l'inflammation et dire que la phthisie est la suite de la pneumonie, il est très facile de répondre en invoquant l'expérience. En effet, combien peu de pneumonies se terminent-elles par le développement de la phthisie? Les individus guéris de cette affection retrouvent généralement une santé parfaite; et puis si la phthisie résultait de l'inflammation du poumon, comment expliquerait-on la présence des tubercules dans les autres organes, qui, en pareil cas, ainsi qu'on peut le voir à l'autopsie, ne présentent eux-mêmes aucune trace d'inflammation autour des masses tuberculeuses, au moins le plus ordinairement? Je ferai remarquer en passant que cette présence des tubercules dans des organes autres que le poumon chez les phthisiques, est tout à fait défavorable à l'opinion de ceux qui croient que les cellules aériennes sont primitivement le siége exclusif des tubercules ; cette réflexion si simple les aurait mis à l'abri d'une erreur aussi grossière, tandis qu'en plaçant principalement ce siége dans le tissu cellulaire de composition qui concourt à former la trame de tous les organes, on comprend tout de suite comment la matière tuberculeuse se rencontre dans tous les tissus. Je sais que certains tuberculeux sont atteints de pneumonies, et j'en ai rencontré un exemple remarquable chez un individu qui avait eu déjà sept pneumonies antérieures, et qui était évidemment phthisique; mais que prouvent ces pneumonies qu'on rencontre exceptionnellement chez des tuberculeux? Elles prouvent que les tubercules existaient avant la pneumonie, et que, faisant l'office de corps étranger, ils ont amené autour d'eux un travail phlegmasique; c'est l'épine de Van-Helmont. Voici le cas d'appliquer l'aphorisme d'Hippocrate, *ubi stimulus ibi fluxus*. Voudrait-on que la phthisie fût la suite de la pneumonie chronique? Mais il suffit de faire remarquer que la première est une maladie fort commune, et l'autre une affection rare, si l'on s'en rapporte strictement à la symptomatologie et à l'anatomie pathologique.

Si maintenant on veut faire de la phthisie la suite du catarrhe, ou, si on aime mieux, de la bronchite, on retrouve contre soi les mêmes arguments que ceux opposés tout à l'heure à l'opinion qui la fait dériver de la pneumonie. Ici encore comment expliquer la présence des tubercules dans d'autres organes que dans le poumon? Une foule d'individus ont d'ailleurs des rhumes répétés, des catarrhes longs, et même un catarrhe chronique habituel, et ne deviennent point phthisiques; tandis que d'autres qui n'avaient point toussé du tout jusque là, sont, au milieu d'un état de santé parfait en apparence, pris d'hémoptysie et deviennent phthisiques. J'ai vu des individus non sujets au rhume qui toussaient depuis fort peu de temps, et chez lesquels on trouvait à l'auscultation un travail de tuberculisation bien plus avancé qu'on ne l'aurait supposé, et dont le début avait de toute nécessité dû précéder le catarrhe, qui n'était que symptomatique de tubercules préexistants. Il est évident que dans ces deux cas on a pris l'effet pour la cause, et qu'on peut tout au plus présumer que l'état inflammatoire des parties favorise la déposition de la matière tuberculeuse, ou hâte son ramollissement.

On a encore voulu prétendre que les tubercules étaient la suite de la pleurésie. Laënnec a répondu à cette assertion qu'il était absurde de vouloir que la maladie d'un organe allât se terminer dans un autre. Il est vrai que l'on rencontre souvent des pleurésies chez les tuberculeux, mais il est à remarquer, et j'ai fait cette remarque moi-même sur les cadavres, que quand on trouve des adhérences ou des épanchements dans les plèvres des phthisiques, les tubercules sont superficiels; et conséquemment si on rencontre des tubercules dont le volume ou le ramollissement indique plusieurs mois d'existence, tandis que l'épanchement n'avait lieu que depuis quinze jours ou même un mois, il est aisé de voir que ce sont les tubercules superficiels qui ont irrité la plèvre et amené une pleurésie, et non la pleurésie qui a amené la formation des tubercules. De ces cas où la préexistence d'une des deux affections se trouve évidemment tracée par les caractères anatomiques, il est permis de couclure pour ceux moins clairs où l'épanchement remonte à une époque plus éloignée, et où les tubercules sont plus petits et plus fermes; car la nature est une dans sa manière de procéder, et si elle admet des modifications elle ne se met jamais en contradiction avec elle-même. Je crois, du reste, pouvoir dire qu'il n'y a aucune comparaison à établir entre les membranes séreuses et le parenchyme des organes pour la facilité à s'enflammer par suite de la présence des corps étrangers. Dans les membranes séreuses ils amènent bien plus inévitablement une inflammation beaucoup plus étendue, tandis que le parenchyme des organes souffre plutôt la présence des tissus anormaux, ou même des corps étrangers venant de l'extérieur; et quand il s'enflamme, c'est généralement dans une étendue infiniment moins considérable que cela n'a lieu pour les membranes séreuses.

Ainsi, pour résumer cette discussion en quelques mots, en ayant égard aux symptômes et aux caractères anatomiques, on ne peut ni au point de vue général ni au point de vue local, faire dériver la phthisie de l'inflammation.

Examinons maintenant la seconde opinion : la phthisie est-elle le résultat d'une prédisposition? Ce terme est bien vague, et pourrait s'expliquer en admettant des hypothèses fort opposées. Il est évident que l'économie se trouve dans un état spécial, lorsque de la matière tuberculeuse se dépose dans les organes, et dans le poumon en particulier ; mais de deux choses l'une: ou cette prédisposition est toujours apportée en naissant par ceux qui deviennent phthisiques, et n'attend pour amener la maladie que le temps et les circonstances favorables; ou bien elle peut, tout en étant apportée de la sorte chez un certain nombre d'individus, se développer chez d'autres qui ne l'avaient point apportée en naissant, et se créer, si j'ose dire, de toutes pièces sous l'influence de causes qui plongent l'économie dans un état particulier favorable à ce développement. Suivant qu'on admet l'une ou l'autre de ces deux hypothèses, on arrive à des conséquences fort opposées ; en effet, si on croit que la prédisposition à la phthisie est toujours apportée en naissant, il faut admettre que ceux qui ne sont pas nés dans ces conditions ne deviendront jamais phthisiques quoi qu'ils fassent: or, l'observation des faits me semble tout à fait contraire à cette opinion; car si des individus bien portants se trouvent transportés dans de certaines localités, privés d'air, mal nourris, et insuffisamment vêtus pour les préserver du froid et de l'humidité, ainsi que cela arrive dans quelques lieux consacrés à la détention des prisonniers, un petit nombre d'entre eux échappent à ces influences, et une grande partie de ces sujets deviennent phthisiques; il faudrait donc, pour être conséquent à cette opinion, supposer que la majorité des individus apporte en naissant cette prédisposition à la phthisie.

Si, au contraire, on croit que cette disposition générale de l'économie qui fait que des tubercules se déposent dans les organes, et en particulier dans le poumon, non seulement se transmet chez un certain nombre d'individus par la voie de l'hérédité, ainsi que le démontre l'expérience, mais encore peut s'acquérir et se créer chez d'autres sujets nés de parents parfaitement sains, lorsqu'ils sont soumis pendant un temps suffisant aux causes capables de plonger l'économie dans un état tel que des tubercules se développent, on comprend comment des sujets nés dans les meilleures conditions, et doués primitivement d'une excellente constitution, peuvent, dans des circonstances particulières, devenir phthisiques. C'est, en effet, ce que nous voyons tous les jours; car, d'après les statistiques, la moitié des phthisiques est née de parents morts tuberculeux, et l'autre moitié est née de parents sains ou morts de toute autre affection que de la phthisie; ce résultat se rapporte tout à fait aux recherches que j'ai faites sur cette matière. Il faut donc penser que chez ces derniers le germe de la phthisie n'existait pas, et que ce germe a pris naissance sous l'empire d'influences spéciales qui ont agi ultérieurement.

La vérité de cette dernière opinion étant bien démontrée par l'observation des faits, et par les conséquences logiques qu'on est forcé d'en tirer, on peut arriver à la solution d'une autre question qui se rattache à la précédente, et qui jette beaucoup de lumière sur la nature intime de la phthisie. Si tous les individus qui deviennent phthisiques avaient nécessairement dû apporter une prédisposition de naissance, on aurait pu penser que leur sang contient des matériaux anormaux, les éléments des tubercules, en un mot, transmis chez eux par la voie de la génération, et destinés à se déposer un jour dans les tissus pour former des tubercules ; mais comme nous avons vu que cette prédisposition venant de l'hérédité ne pouvait pas être invoquée dans tous les cas, et que, chez la moitié des phthisiques nés de parents sains, la phthisie était accidentelle et acquise, il faut bien conclure que ce n'est pas à la présence d'éléments anormaux dans le sang qu'on doit rapporter la maladie, et que le sang des individus qui doivent devenir phthisiques ne renferme aucuns matériaux hétérogènes; l'analyse chimique vient d'ailleurs corroborer cette opinion.

La maladie consiste donc dans une altération de fonction, ou, suivant d'autres termes, en une perturbation de la force qui préside à la nutrition, perturbation de la nutrition qui fait se séparer du sang des éléments normaux, à la vérité, mais en proportion telle, et combinés de telle sorte, qu'ils forment de la matière tuberculeuse; tandis que si cette aberration n'avait point existé, ces éléments normaux se séparant du sang, et se combinant suivant les forces naturelles et dans les proportions voulues pour l'accomplissement de la nutrition, auraient formé des tissus normaux, ou, en d'autres termes, auraient servi à la réparation de la substance. L'analyse chimique ne démontre d'ailleurs dans la matière tuberculeuse aucun élément primitif qu'on ne rencontre dans l'économie à l'état sain, et elle peut confirmer ainsi dans l'opinion que je viens d'exposer, et à laquelle on arrive par voie d'exclusion. En l'admettant on explique tous les faits, on comprend tous les cas, on s'accorde avec toutes les analyses, on se rend compte des différents phénomènes. On voit comment cette altération de fonction, cette aberration de force est chez les uns le fruit de l'hérédité, car les altérations de fonction sont tout aussi bien transmissibles par l'hérédité que les altérations du sang, et je pourrais citer ici, à l'appui de cette vérité, une foule de maladies nerveuses héréditaires; on voit comment, chez d'autres sujets nés sains, cette même altération de fonction ou aberration de force est acquise, et due à des influences pathogéniques qui ont exercé ultérieurement leur action sur l'individu, ainsi que cela arrive, par exemple encore, dans des cas où une névrose se développant chez un sujet sain, et dont les parents n'en ont jamais été atteints, vient se traduire par des troubles fonctionnels. Si on rejette cette opinion sur la nature de la phthisie pour en adopter une autre, on rencontre des contradictions infinies, et une foule de faits deviennent inexplicables. Je pense donc qu'on peut définir la phthisie : Une aberration *sui generis* de la nutrition.

Cette explication ne préjuge point une autre question, celle de savoir si le tubercule est une matière inerte qui s'accroît par juxtaposition, ou est un corps organisé et vivant qui se développe par intus-susception. Cette dernière manière de voir, qui a pour elle l'autorité imposante de Laënnec, paraît cependant contredite par l'anatomie pathologique, car on ne trouve dans les masses tuberculeuses aucune trace de nerfs ni de vaisseaux; au contraire, les vaisseaux sanguins qui se dirigent vers elles sont oblitérés dans leur voisinage; et si on essaie de les injecter, on voit que la matière de l'injection s'y arrête, et ne va pas jusqu'aux tubercules. D'autre part, on allègue que le tubercule subit des changements d'état que comportent seuls les corps organisés, lorsque de l'état gris demi-transparent il devient de la matière jaune, puis se ramollit.

Cette objection, bien que fort sérieuse, ne constitue cependant pas un argument probant; car on voit de semblables changements d'état se produire à des époques déterminées dans des corps complétement inorganiques, qui, après avoir été solides, finissent par se liquéfier, et *vice versâ.* Quoi qu'il en soit, cette question n'est qu'accessoire au sujet qui nous occupe; car de quelque manière qu'on la juge, on comprend toujours les faits sur lesquels reposent la connaissance des causes qui président au développement des tubercules, et les moyens de les prévenir ou de les guérir.

Cette guérison s'effectue de plusieurs manières : par la formation de cicatrices fibro-cartilagineuses, ou par la transformation des cavernes en fistules s'ouvrant dans les bronches, modes de terminaison très favorables; ou bien encore les masses tuberculeuses se changent en concrétions crétacées, et dont la matière animale paraît avoir presque entièrement disparu, puisque à l'analyse chimique on n'en trouve que deux centièmes : je me crois autorisé à dire que cela constitue réellement un des modes de terminaison de la phthisie, car j'ai rencontré de pareilles concrétions dans les poumons d'individus qui avaient succombé à des affections diverses, et ne présentaient pas l'émaciation ordinaire aux phthisiques. Enfin, il est, je pense, un autre mode de guérison de la phthisie : c'est la résorption de la matière tuberculeuse à l'état de crudité; cette résorption doit avoir lieu partiellement, au moins lorsque les tubercules se transforment en concrétions crétacées par la disparition presque totale de la matière animale, mais il est d'autres cas où je crois qu'elle a lieu d'une manière complète. Ce sujet sera mieux compris après la lecture des observations qui m'ont conduit à adopter cette opinion, j'y reviendrai donc dans le temps convenable.

Causes. — Je ne chercherai point à examiner ici dans tous leurs détails les causes de la phthisie; cette étude, qui m'entraînerait beaucoup trop loin, a d'ailleurs été faite par plusieurs pathologistes; je me bornerai donc à énumérer ces causes en me réservant de donner quelques explications sur des points controversés, et de signaler quelques faits en opposition avec ceux recueillis par d'autres observateurs.

Hérédité. — L'influence de l'hérédité sur la production de la phthisie est tellement incontestable, que personne n'a songé à élever des doutes à cet égard. La moitié des phthisiques cités par M. Louis étaient nés de parents qui avaient succombé à cette maladie, et l'autre de parents qui n'en avaient jamais été atteints. D'autre part, un certain nombre d'individus nés de parents phthisiques ne le deviennent jamais eux-mêmes, et donnent naissance à des enfants qui ne sont jamais affectés de cette maladie, de sorte que la phthisie en ce cas s'éteint dans la génération chez laquelle elle a pris naissance. On comprend qu'il est bien difficile de déterminer la proportion de ces cas; plusieurs des éléments nécessaires à l'observation manquent. Cependant si des obstacles s'opposent à ce qu'on établisse une statistique à cet égard, il arrive assez souvent qu'on rencontre des gens d'un âge déjà avancé parfaitement sains, et sur les parents desquels on a des renseignements tellement clairs et positifs, qu'on sait pertinemment qu'ils ont succombé à la phthisie. Je connais plusieurs exemples de cette nature, et il n'est pas de médecin qui ne puisse en citer de semblables; aussi, tout en reconnaissant l'influence incontestable de l'hérédité, doit-on admettre que les enfants de parents phthisiques ne sont pas fatalement destinés à avoir le même sort. Il est des familles dans lesquelles la phthisie semble essentiellement héréditaire, et dont tous les membres en sont successivement frappés lorsqu'ils arrivent à un âge à peu près déterminé. Dans d'autres familles, la phthisie devance à chaque génération l'époque à laquelle elle a éclaté chez la génération précédente, de sorte que ces familles semblent destinées à une extinction nécessaire. M. Andral m'a fait faire cette dernière remarque il y a quelques années, et j'ai pu depuis en vérifier toute la justesse. Certains individus sujets à l'hémoptysie, et qui ne meurent point phthisiques, donnent naissance à des enfants qui succombent à la phthisie. Je pense que dans ce cas les premiers avaient des tubercules crus dont l'existence aurait pu être constatée s'ils avaient été examinés avec soin par des médecins suffisamment habitués à l'auscultation, et que la maladie acquérant chez les seconds une bien plus grande intensité, elle devient manifeste et ne reste plus bornée comme chez leurs parents à la première période.

Je dois, à propos de l'hémoptysie, entrer dans quelques explications qui me paraissent fort essentielles. D'abord il faut bien savoir que, pour que le crachement de sang ait quelque valeur comme symptôme de l'existence de la phthisie, il doit être au moins d'un quart ou d'un tiers de verre de sang; car des crachats seulement teints de sang, ou offrant quelques stries sanguinolentes se rattachent à une congestion ou à une inflammation des bronches, ou même du parenchyme pulmonaire, qui peuvent parfaitement exister indépendamment de tubercules; et il y a tels individus qui ne peuvent avoir de rhume sans rendre dans leurs crachats quelques stries de sang, et dont les poumons sont entièrement sains. La véritable hémoptysie est presque toujours due au développement de tubercules pulmonaires. Cependant il y a des exceptions à cet égard. Dans ses *Recherches sur la phthisie*, M. Louis dit que sur deux mille quatre cents sujets qui ont eu des hémoptysies un peu graves, un seul n'était pas phthisique. Je ne saurais adopter cette proportion comme règle générale, car, bien que mes observations aient porté sur un nombre d'individus beaucoup moins grand, j'ai rencontré plusieurs cas d'hémoptysie qu'il a été tout à fait impossible de rattacher à l'existence de tubercules, parce que l'hémorrhagie remontait à une époque très éloignée, et que, depuis l'accident, les sujets n'avaient présenté aucun signe de phthisie, dont, au reste, leur santé générale, leur constitution, leurs antécédents d'hérédité, écartaient toute idée. Je puis entre autres en citer deux exemples qui se présentent à moi tout d'abord. Il s'agit de deux individus, un homme et une femme, qui ont eu une hémoptysie; l'un il y a dix-huit ans, et l'autre il y a plus longtemps encore, et qui n'ont jamais offert de signes de phthisie, et jouissent d'une excellente santé. Évidemment, chez eux, cette hémorrhagie des bronches était idiopathique, et je dois dire en passant que ces cas d'hémoptysies idiopathiques se rencontrent plus rarement chez l'homme que chez la femme, dont l'évacuation menstruelle, parfois insuffisante, peut chercher à se suppléer par quelque hémorrhagie. On en rencontre néanmoins quelques cas incontestables chez l'homme. Ainsi, tout en admettant comme règle générale, avec M. Louis et la plupart des médecins, que l'hémoptysie est presque toujours un symptôme de phthisie, je crois qu'il faut élargir le champ des exceptions, dont ils ont fait la part trop petite. Après cette digression que j'ai crue essentielle, je reviens à l'étude des causes de la phthisie.

Température. — Climat. — Le froid et l'humidité, et surtout la réunion de ces deux influences, sont des causes puissantes de phthisie. Cette vérité a été trop clairement démontrée par d'autres observateurs pour que je croie utile de m'étendre sur ce point. Je me bornerai à quelques remarques importantes. Les pays froids et humides étant ceux où la phthisie a le plus de chances de se développer, on la rencontre très fréquemment en Angleterre et en Hollande, et dans tous les lieux qui se rapprochent de ces deux pays par leurs conditions atmosphériques; ainsi Paris, dont la latitude n'est guère plus méridionale que celle de l'Angleterre et de la Hollande, qui est d'ailleurs situé dans un pays assez bas sur les bords d'un grand fleuve d'où s'élèvent de fréquents brouillards, et où le nombre des jours pluvieux est considérable, paraît être un des lieux dans lesquels elle sévit avec le plus de fureur. Si l'on examine la position topographique des diverses localités, on verra presque toujours l'intensité de la phthisie en rapport avec les conditions dont je viens de parler. J'ai vu des endroits parfaitement sains, où l'air est vif et sec, et dans lesquels la phthisie est véritablement rare; ce sont presque toujours des localités élevées, bien que cette condition d'élévation soit loin d'être une garantie à cet égard, et que quelques endroits, situés dans des plaines bien ouvertes et aérées, jouissent du même privilége. Cet avantage dépend de conditions atmosphériques et d'expositions qu'on ne saurait déterminer d'une manière absolue, et ce n'est que par des observations particulières à chaque localité qu'on peut établir si l'habitation dans tel ou tel lieu est favorable ou défavorable au développement de la phthisie.

Du reste, il faut bien savoir que, parmi ces localités où la phthisie est peu commune, il en est un certain nombre dont le séjour est très pernicieux aux sujets qui ont déjà la poitrine malade, et qui ne peuvent supporter un air aussi vif. C'est en prenant des renseignements sur les lieux qu'on peut encore faire cette remarque. Il serait désirable que chaque médecin étudiât sous ce point de vue les localités voisines de l'endroit qu'il habite; cette étude facile serait d'une grande utilité pratique, et permettrait à chaque individu de pouvoir, suivant telle ou telle condition de santé où il se trouve, faire un choix convenable pour fixer sa demeure.

On avait cru, il y a quelque temps, qu'il existait une sorte d'antagonisme entre les fièvres intermittentes et la phthisie, et que celle-ci ne se développait pas dans les lieux où celles-là règnent d'une manière endémique; mais de nouvelles recherches ne paraissent pas confirmer cette opinion. Du reste, avant de se prononcer définitivement sur cette question, il convient de poursuivre encore les investigations.

Tout le monde sait que de certaines localités, dans les pays chauds, conviennent aux phthisiques, et on est dans l'usage de les y envoyer passer l'hiver. La douceur et l'uniformité de la température, la sécheresse de l'atmosphère, l'exposition qui met à l'abri des vents régnants, le petit nombre des jours pluvieux qui s'observent annuellement, sont généralement les conditions qu'on y rencontre et qu'il faut chercher. L'île de Madère, Pise, Rome, Nice, Hyères, jouissent sous ce rapport d'une grande réputation. Ces détails sont trop connus pour qu'il soit utile de s'y arrêter.

Défaut d'air, de lumière et d'exercice. — L'insuffisance de l'aération, de la lumière et de l'exercice, est une cause incontestable de phthisie; c'est principalement à elle qu'il faut attribuer la phthisie qui se développe chez tant d'animaux domestiques enfermés dans des écuries, des étables et des caisses petites et obscures. La plupart des vaches nourries de la sorte à Paris et dans les environs, un grand nombre de lapins élevés dans des caisses, ont des tubercules. Pour que l'hématose s'accomplisse avec activité, il faut un suffisant volume d'air renouvelé sans cesse; la lumière est aussi indispensable à la bonne santé, et rien n'est plus pernicieux que la privation constante des rayons du soleil que ne voient jamais les habitants de certains quartiers de nos grandes cités. Si on joint à cela le défaut d'exercice qui entraîne de toute nécessité la langueur des fonctions digestives, et par conséquent de toutes les autres, et par suite la débilité générale, on explique comment les phthisiques des hôpitaux de Paris sont en grande partie des portiers, des cordonniers et des tailleurs. Des recherches sur ce point ont été faites par plusieurs médecins, et elles ont toutes conduit au même résultat.

Vêtements trop légers. — A côté de l'influence due à la nature de l'atmosphère et de la température, vient naturellement se ranger celle du vêtement. Les hommes qui ont contracté l'habitude de se vêtir légèrement, développent par un travail actif une somme de calorique qui supplée à celle que leur conserverait un vêtement plus épais, et ne souffrent réellement pas du froid ; c'est à tort qu'on invoque leur exemple pour prétendre qu'il est plus sain de se vêtir légèrement. A moins d'habitudes prises depuis longtemps, et de travaux actifs, il est nécessaire de porter en hiver des vêtements chauds et suffisamment épais; il est à remarquer que, parmi les phthisiques, un grand nombre de sujets ont manqué à cette règle par imprudence ou par dénûment. L'analogie et l'observation des faits se réunissent ici pour faire penser que l'abaissement de température incessant du corps, quand sa surface n'est pas suffisamment protégée par des vêtements assez chauds, peut favoriser le travail de tuberculisation. L'action du froid, quand elle se prolonge et qu'elle n'est pas suivie d'une réaction, est une cause débilitante, et, autant qu'on en peut juger, toutes celles de cette nature favorisent le développement de la phthisie.

Alimentation insuffisante. — Parmi les causes débilitantes les plus efficaces et les plus susceptibles de développer la phthisie, il faut placer en premier lieu une nourriture habituellement défectueuse ou sous le rapport de la qualité ou sous celui de la quantité. C'est moins souvent à cette dernière condition que la nourriture doit de n'être pas suffisamment réparatrice; quoique, dans la classe pauvre, il arrive plus fréquemment encore que les gens du monde ne le croient, que des malheureux ne mangent pas assez d'aliments grossiers pour assouvir la faim. Néanmoins ces cas formant l'exception, c'est par sa qualité que l'alimentation n'est pas assez substantielle dans la grande majorité des cas où elle pèche par insuffisance.

Pour être bien digérée et s'assimiler convenablement à nos organes, il faut que la nourriture soit variée, c'est-à-dire qu'elle se compose de substances végétales et animales; il faut même que l'on change souvent leur espèce, et que les repas ne se composent pas exclusivement de telle ou telle nature d'aliments. Il est beaucoup de gens qui croient à tort qu'il est plus sain de ne manger qu'un seul mets à chaque repas; c'est une grande erreur; l'estomac élabore beaucoup mieux les matériaux d'un repas, quand ils offrent un certain nombre de substances alimentaires différentes. Quoi qu'il en soit, une nourriture qui ne comprend pas une certaine quantité de viande est essentiellement défectueuse, et j'ai pu voir non seulement chez les phthisiques des hôpitaux, qui, appartenant à la classe pauvre, ont pu me fournir de nombreuses observations à cet égard, mais aussi chez les phthisiques de la ville, que tous ces défauts dans l'alimentation devaient être des causes puissantes de tuberculisation.

L'influence de l'alimentation sur le développement de la phthisie a été contestée dans ces derniers temps; je dois dire pour ma part que mes observations personnelles ne me laissent pas le moindre doute sur ce point. Il est fort heureux qu'on puisse arriver par l'observation à se former des convictions sur les causes productrices de la phthisie, car en plaçant l'individu prédisposé dans les conditions opposées à ces causes, on peut raisonnablement espérer qu'on institue déjà un traitement prophylactique.

Causes débilitantes diverses. — On peut encore regarder comme causes de la phthisie, les fatigues excessives et les veilles prolongées. Bien qu'il soit difficile de dissocier l'influence qui appartient à ces causes de celle qui appartient à d'autres, telles que l'insuffisance de l'alimentation et du vêtement, attendu qu'on observe généralement alors sur la classe pauvre, on rencontre cependant un certain nombre de cas dans lesquels il est possible de faire la part de ces divers agents de tuberculisation. La débauche est une cause de phthisie qui m'a paru très évidente. J'ai observé plusieurs cas dans lesquels on ne pouvait, suivant toutes les apparences, rattacher le développement de la maladie qu'à l'affaiblissement déterminé par les excès. Je suis convaincu que si l'on poursuivait des observations sur ce point, on arriverait à faire à cette cause productrice une bien plus large part dans l'histoire étiologique de la phthisie.

Passions tristes.—L'influence des passions tristes sur le développement de la phthisie pulmonaire est probable plutôt que démontrée ; l'analogie porte à l'admettre quand on se rappelle les nombreuses altérations organiques qui semblent prendre naissance à la suite des longs chagrins. Cependant je n'ai sur ce point aucunes données positives, et je me borne à énoncer une opinion que je ne peux appuyer d'observations assez nombreuses ni assez concluantes; on peut dire en sa faveur qu'elle a pour elle l'autorité de Laënnec; néanmoins les faits qu'il cite ne sont pas peut-être suffisamment probants.

Influences agissant d'une manière directe et locale sur le poumon. — Bien que la nature de la phthisie, ses symptômes, ses caractères anatomiques, démontrent jusqu'à l'évidence que c'est une maladie générale, il faut bien reconnaître que certaines influences locales agissant sur les poumons, paraissent, dans certains cas, être la source de son développement. Les individus qui, par la nature de leur profession, respirent un air chargé de diverses poussières ou de certaines vapeurs nuisibles, fournissent un plus grand nombre de phthisiques que les hommes qui se livrent à d'autres occupations. Tels sont, par exemple, les rémouleurs à sec, les plumassiers et les doreurs. Un tableau fort curieux a été publié sur ce sujet par un savant observateur, M. Benoiston de Châteauneuf. Le défaut de temps et d'espace m'empêche de le reproduire ici, et je me borne à indiquer le fait d'une manière générale, parce qu'il me paraît suffisamment démontré. Je puis ajouter ici une autre observation qui m'appartient; c'est qu'on rencontre moins de phthisiques chez les hommes qui exercent leur profession en plein air, sauf l'exception que je viens de signaler tout à l'heure, que chez ceux qui ont une profession sédentaire, bien que les premiers soient bien plus exposés au froid, à l'humidité et aux variations atmosphériques que les seconds, ce qui confirme complétement ce que j'ai dit plus haut au sujet de l'influence de l'aération. Tels sont les charpentiers, les maréchaux, les chiffonniers, les scieurs, etc.

Toutes ces observations sont très essentielles ; si on veut combattre avec persévérance et avec fruit la fâcheuse influence de la phthisie, il faut les consulter avec soin, et surtout y avoir égard pour le choix des professions de ceux qui peuvent avoir quelque raison de redouter particulièrement la phthisie pulmonaire. On arriverait peut-être même à abandonner certaines professions et à renoncer à des industries dont il serait assurément bien préférable que la société se passât, plutôt que de voir mourir annuellement un certain nombre d'hommes qui en périssent victimes. Sans arriver à cette extrémité, on pourrait d'ailleurs modifier quelques procédés de fabrication ou d'élaboration, qui dans certains arts industriels constituent tout le danger. Il faudrait, pour atteindre ce but, que quelques médecins, unissant leurs connaissances à celles de quelques hommes spéciaux, consacrassent à cette étude une partie du temps employé à l'exercice ordinaire de notre profession. La réunion des efforts d'hommes instruits et zélés pourrait amener ainsi un grand bien-être social.

L'exercice forcé des poumons et du larynx chez les joueurs d'instruments à vent, chez les chanteurs, les déclamateurs, et les instructeurs militaires, paraît avoir quelque influence sur le développement de la phthisie. Mes observations m'ont pourtant amené à établir une certaine différence entre ces diverses professions : ainsi les joueurs d'instruments à vent sont bien plutôt atteints d'emphysème vésiculaire ou asthme que de phthisie (voir sur ce sujet ma dissertation sur l'*Emphysème vésiculaire du poumon*, 1838), tandis que les instructeurs militaires deviennent beaucoup plus souvent phthisiques. Les efforts de voix parlée sont peut-être plus dangereux que ceux occasionnés par le chant. Cela ne viendrait-il pas de ce que ces derniers sont régularisés par le rhythme et la mesure?

Il nous reste à examiner quelques questions qui se rattachent à l'étiologie de la phthisie; je le ferai succinctement, et me bornerai, ainsi que je l'ai fait jusqu'à présent, à énoncer sommairement les résultats auxquels l'observation m'a conduit.

La phthisie peut frapper l'homme à tous les âges de la vie, elle a cependant son maximum de fréquence de dix-huit à trente-six ans. J'ai vu peu de phthisiques au-dessous de dix-huit ans. Un certain nombre d'enfants et d'adolescents scrofuleux ont dans le parenchyme des organes des tubercules qui semblent attendre cet âge critique pour se ramollir; néanmoins on rencontre et j'ai vu moi-même un certain nombre d'enfants de quinze, de dix, de sept ans, qui offraient tous les signes de la phthisie pulmonaire régulière; mais au-dessous de cinq ans, les signes de phthisie diffèrent pour une raison fort simple, c'est que le travail de tuberculisation se fait avec plus d'activité dans d'autres organes que ceux respiratoires. Enfin le fœtus lui-même n'est pas à l'abri de cette maladie. Quoique je consacre ce travail à la publication d'observations qui me sont personnelles, ou que j'ai vérifiées moi-même, j'énonce ici un fait dont je n'ai vu aucun exemple, sur l'autorité de Billard, de Langstaff, et de quelques autres médecins qui ont rencontré des tubercules chez des fœtus.

D'après mes observations sur les âges, je crois pouvoir établir les faits suivants : la phthisie est très fréquente de dix-huit à trente-six ans ; mais elle ne l'est pas également à toutes les époques comprises entre ces deux âges. Ainsi elle est très commune de dix-huit à vingt-deux ; elle le devient un peu moins de vingt-deux à trente-deux ans ; et elle reprend une grande fréquence de trente-deux à trente-six ans. A dater de cet âge, cette fréquence va en diminuant graduellement jusqu'à cinquante ou cinquante-deux ans, époque à laquelle la phthisie reprend encore une certaine fréquence pendant quatre ou cinq ans, bien que durant ce laps de temps elle soit moins commune que de dix-huit à trente-six. Ensuite les chances de phthisie vont toujours en décroissant ; on en rencontre néanmoins des exemples dans l'âge le plus avancé. J'ai vu une femme phthisique de quatre-vingt-sept ans ; elle présentait un phénomène dont je n'ai rencontré qu'un autre exemple, elle avait une fistule qui faisait communiquer directement une caverne du poumon avec l'extérieur et venait s'ouvrir entre deux côtes. J'ai encore remarqué qu'en général, la marche de la phthisie était d'autant moins prompte que le sujet était plus âgé ; j'ai vu un jeune homme pris tout à coup d'une abondante hémoptysie, au milieu d'un état de santé en apparence assez bon, et dont la poitrine n'avait pas donné d'inquiétude jusqu'alors, mourir après dix-huit jours de maladie, pendant lesquels une phthisie effroyable marchant à pas de géant parcourut régulièrement, mais avec une violence dont on ne peut se faire une idée, toutes les périodes que, dans les cas ordinaires, elle met plusieurs mois à accomplir. C'est au contraire chez les individus avancés en âge que se rencontrent ces phthisies lentes auxquelles Bayle a donné le nom de phthisies chroniques. Cependant ces sortes de phthisies lentes commencent quelquefois dans la jeunesse, et durent toute la vie. Il y a à cet égard une foule de variations et d'exceptions qui permettent à peine de tracer des règles.

L'influence du sexe me paraît presque nulle. Je sais que différents pathologistes disent que parmi les phthisiques il y a un peu plus de femmes que d'hommes, mais ils ont généralement observé à Paris, où en effet la phthisie tuberculeuse sévit avec un peu plus d'intensité sur les femmes que sur les hommes, et, si on prend des renseignements près des médecins qui habitent d'autres pays, on voit qu'il en est un assez grand nombre où le contraire paraît avoir lieu ; de sorte qu'en définitive, je regarde la question de l'influence du sexe comme indécise. Celle du tempérament est bien plus évidente : le tempérament lymphatique est très certainement celui de la majorité des phthisiques ; cependant je dois dire que j'ai rencontré bon nombre de phthisiques présentant les attributs des autres tempéraments, et j'en ai particulièrement vu cinq que leurs formes athlétiques et une excellente santé antérieure paraissaient mettre à l'abri de tout soupçon de phthisie pulmonaire.

Je dois encore dire quelques mots d'une question que l'on soulève parfois, et que tous les médecins s'accordent généralement à résoudre de la même manière : je veux parler de la contagion de la phthisie. Si l'on considère quelle est la nature de cette maladie, et ce qui se passe tous les jours sous nos yeux dans les familles, on est assurément en droit de dire que la phthisie n'est pas contagieuse. Combien d'individus s'exposeraient de toutes les manières à la contracter, s'il en était autrement ! Cependant il faut bien savoir que dans un grand nombre de localités de l'Espagne et de l'Italie, on a sur ce point des opinions très opposées, et on rencontre quelques exemples fort remarquables qui tendraient à faire croire que la phthisie peut être contagieuse. Je regarde ces exemples comme le résultat d'une simple coïncidence, et, au point de vue *purement dogmatique*, je n'hésite pas à déclarer que la phthisie ne peut se transmettre par la voie de contagion.

Toutefois je possède quelques observations fort singulières, qui, si elles n'étaient contredites par d'autres infiniment plus nombreuses, seraient de nature à ébranler les convictions les mieux établies. Je me contenterai d'en citer une seule. J'ai connu une maison dans laquelle vint habiter un individu qui y devint bientôt phthisique et y mourut. Un homme très vigoureux et d'une belle santé lui succéda, et conserva l'ameublement, et jusqu'aux rideaux du lit qui avaient servi au précédent locataire; quelques mois après il devint phthisique, et mourut dans cette même chambre, qui paraissait d'ailleurs réunir les conditions qu'on recherche dans une habitation saine. Un troisième locataire, qui ne fit point renouveler la décoration intérieure de cette pièce, où il couchait, eut au bout de quelques mois tous les symptômes de la phthisie, à laquelle il succomba lui-même. Aucune des personnes du pays ne voulant demeurer dans cette maison, elle resta pendant longtemps inhabitée; et lorsqu'on vint de nouveau l'occuper, on eut préalablement le soin de renouveler la surface de tous les murs intérieurs, et de ne rien laisser qui eût appartenu aux locataires précédents. Depuis cette époque, personne n'est devenu phthisique dans cette habitation. Ce fait, qui s'est passé près de moi à une époque à laquelle j'étais encore étranger à la médecine, me frappa cependant, et aujourd'hui je le regarde comme le simple résultat de coïncidences assez singulières. J'en dirai autant de quelques autres exemples d'individus qui sont devenus phthisiques après avoir partagé longtemps la chambre et le lit de sujets qui avaient succombé à la consomption tuberculeuse. Je connais un bien plus grand nombre d'exemples opposés, et n'hésite pas à déclarer comme la plupart des médecins la phthisie non contagieuse. Néanmoins, dans une question aussi grave, je crois qu'en pratique il convient de ne pas exposer les sujets sains aux moindres chances, quelque peu de probabilité qu'elles aient en leur faveur. Les principes que posent les observateurs au simple point de vue scientifique, ne ferment point complétement au doute l'esprit du praticien, et, lors même que la grande majorité des faits vient confirmer une opinion, les esprits sages se rappellent encore ces deux mots si profonds d'Hippocrate : *Experientia fallax*.

J'ajoute, en terminant ce sujet, qu'il faut éviter avec soin de faire allaiter un enfant par une nourrice qu'on soupçonne d'être tuberculeuse; la moindre apparence de scrofules devrait suffire pour la faire écarter. Je me suis expliqué sur ce sujet dans les additions que j'ai faites au *Traité de pathologie* de Samuel Cooper, p. 373, et que j'ai publiées dans l'*Encyclopédie des sciences médicales*. Je me bornerai donc à signaler ce fait, et ne reviendrai pas ici sur ces détails.

Traitement préservatif.

Le traitement préservatif de la phthisie se rattache à deux ordres de moyens. Le premier consiste à placer l'individu dans des conditions opposées à celles que je viens de signaler comme causes de cette maladie; le second à lui faire prendre dans une certaine mesure, et en observant des conditions indispensables, les préparations ferrugineuses.

Il faudra donc autant que possible habiter sous un climat doux, et fuir avec soin les lieux humides; choisir une demeure bien aérée et éclairée; se livrer en plein air, et au soleil quand il n'est pas ardent, à un exercice modéré et quotidien, conséquemment ne pas exercer de profession sédentaire qui retiendrait une grande partie de la journée dans l'intérieur; se couvrir de vêtements suffisamment chauds pour ne souffrir jamais du froid; porter sur la peau de la flanelle, *qu'il ne faudra plus jamais retirer, quelque chaleur qu'il puisse faire;* réparer ses forces par une alimentation riche et variée, composée de substances animales et de substances végétales, mais où prédomineront les premières. Les fatigues extrêmes, les veilles prolongées, les excès en tous genres, seront évités avec soin ; on écartera tout ce qui pourrait exciter les passions tristes, et on s'abstiendra de tout ce qui fatiguerait l'appareil respiratoire. Je ne m'étendrai pas sur ce sujet, après ce que j'ai dit des causes de la phthisie. Se placer dans des conditions qui leur sont opposées, c'est suivre un véritable traitement prophylactique.

J'arrive à la seconde partie du traitement, je veux parler de l'administration des préparations martiales.

Il y a quelques années, le docteur Coster fit des expériences fort curieuses sur les animaux, à l'effet de déterminer l'efficacité thérapeutique des préparations ferrugineuses. Je vais les rappeler en peu de mots. Il soumit des lapins parfaitement sains à toutes les influences qui peuvent causer la formation des tubercules. Il les exposa pendant cinq mois au froid, à l'humidité, à l'obscurité complète, et à l'immobilité, en les renfermant dans une cave. Pendant ce temps, on nourrit simplement les uns avec des herbes et des légumes, et les autres alternativement avec ces mêmes végétaux et avec du pain ferrugineux. Au bout de cinq mois ils furent tous tués, et on put voir que ceux qui avaient été seulement nourris de végétaux ordinaires avaient des tubercules dans les poumons, et que ceux qui avaient été nourris de végétaux et de pain ferrugineux étaient parfaitement sains, et ne présentaient aucune trace de tubercules. Il est évident que c'est à l'action préservatrice du fer qu'il faut attribuer cette différence. La quantité de fer que le sang contient à l'état normal ne saurait être notablement diminuée sans qu'il en résultât des inconvénients graves pour la santé ; aussi les individus débiles ont-ils un sang peu riche en ce principe. Ce fait, très connu aujourd'hui, est tout à fait mis hors de doute par les expériences physiologiques, et on conçoit parfaitement comment le fer est un préservatif de la phthisie pulmonaire.

Je conseille donc aujourd'hui à tous les individus qui semblent plus exposés que d'autres à devenir phthisiques par des raisons d'hérédité, ou parce qu'ils portent les attributs d'une constitution débile, de prendre à de certaines époques des préparations ferrugineuses. Je dis à de certaines époques, car l'action du fer cesserait d'être bienfaisante si on dépassait de certaines limites, et d'autre part cette action s'éteint au bout de quelque temps, de sorte qu'il faut pour ainsi dire retremper l'économie quand l'influence préservatrice s'est épuisée. M. le docteur Derouet-Boissière a bien voulu me communiquer sur ce point des observations fort intéressantes qu'il m'a autorisé à publier. Il a vu comment un sujet qui s'était soumis lui-même à un extrême abus de préparations ferrugineuses, prises à très haute dose dans un but d'expérimentation, avait eu quatre hémoptysies abondantes qui avaient paru successivement, à mesure qu'il reprenait le cours de son expérimentation sur le fer, et qui ne s'étaient plus reproduites dès qu'il l'eut terminée. Des congestions cérébrales et les signes de la pléthore pourraient aussi être la suite d'un abus de ce genre. Il y a encore un choix à faire dans les préparations martiales. M. le docteur Derouet-Boissière, qui les a étudiées en habile observateur, fait une grande différence entre les sels de fer solubles et les sels de fer insolubles. L'action des premiers paraît être beaucoup plus régulière, plus sûre, et conséquemment plus facile à apprécier et à régulariser que celle des seconds. Ainsi le proto-carbonate soluble, qu'on incorpore aux pains ferrugineux, serait bien plus efficace que le sous-carbonate de tritoxyde de fer insoluble que l'on prescrit si souvent. Le lactate me paraît être une excellente préparation ; il réunit toutes les conditions désirables, il peut être incorporé au pain, au chocolat, mis dans du sirop, pris sous toutes les formes, grâce à sa solubilité qui en assure l'efficacité régulière et l'absorption complète dans les voies digestives. Il a sur le proto-carbonate l'avantage de n'être point exposé à passer par le contact de l'air à un degré d'oxydation plus avancé, qui l'altère et lui fait perdre sa solubilité.

En conséquence, je conseille d'administrer le lactate de fer, ou, si on le préfère, toute autre préparation ferrugineuse soluble, à la dose de dix centigrammes (2 grains) par jour pour les adultes, et de cinq centigrammes (1 grain) pour les enfants, pendant quinze jours tous les trois mois, c'est-à-dire quatre fois par an. C'est en définitive à cette dose, et à ces intervalles, que je me fixe après des observations comparatives. Administré de la sorte, le fer ne cause aucune stimulation trop active sur l'économie, ne détermine aucune fatigue dans les organes digestifs, et renouvelle son action préservatrice avec une fréquence suffisante. Une autre observation fort essentielle, c'est que le fer, qui préserve de la phthisie, ne la guérit pas quand elle a déjà éclaté; il semble au contraire que la marche de la maladie est précipitée par son administration intempestive. Faute d'avoir reconnu cette vérité, plusieurs médecins, du reste fort habiles, ont éprouvé de cruels insuccès dans le traitement de la phthisie pulmonaire, ou plutôt ont poursuivi des tentatives aussi inutiles que toutes celles qui ont été faites jusqu'à présent.

Après ce que je viens de dire, il est superflu d'ajouter que les individus qui ont déjà eu une hémoptysie ou des congestions cérébrales ne doivent pas être soumis au traitement ferrugineux. Sauf ces deux contre-indications, et après un examen convenable de la poitrine qu'il faudra préalablement ausculter avec soin, tous les individus qui ont quelque raison de se croire prédisposés à la phthisie devront prendre du fer à la dose et aux époques prescrites. Je ne saurais insister trop sur le soin que réclame l'examen de la poitrine par l'auscultation, pour qu'il soit bien fait. Les innombrables nuances que présentent à l'oreille les bruits d'inspiration, d'expiration, le caractère de la voix, les degrés sans nombre eux-mêmes d'altération des bruits, demandent une grande habitude pour être saisis avec sûreté et pour qu'on puisse les rapporter avec certitude à tel ou tel état de maladie, en limiter l'étendue, en déterminer l'intensité. J'ai pu apprécier par moi-même la peine et le travail nécessaires pour arriver à ce degré de précision, depuis plus de dix ans que je me livre sans relâche à des recherches sur l'auscultation et les maladies de poitrine. Je regarde comme essentiel d'ausculter un assez grand nombre d'individus sains, afin de conserver au sens de l'ouïe l'appréciation des diverses nuances qu'admet l'état normal. Cette étude comparative que personne ne recommande et que personne ne fait, est un sûr garant contre les erreurs de diagnostic. Aussi voit-on quelques médecins, qui passent à juste titre pour pratiquer l'auscultation avec assez d'habileté, croire pourtant que certains individus parfaitement sains ont des tubercules à l'état de crudité. L'erreur contraire, celle qui consiste à méconnaître la phthisie à son début, est encore bien plus commune. C'est alors qu'il est si important de la distinguer pour pouvoir la combattre avec le plus de chances de succès. Je me suis permis cette digression, parce que je suis souvent frappé de la légèreté avec laquelle des malades ont été examinés. Quelle que soit l'habileté de l'explorateur, un certain temps lui est toujours absolument nécessaire pour faire convenablement, et je n'hésiterai pas à dire consciencieusement, l'examen des organes respiratoires. En pareille matière une exploration faite grossièrement et à la hâte est à mes yeux une exploration nulle.

Je vais maintenant parler du traitement curatif.

TRAITEMENT CURATIF.

J'avais remarqué depuis longtemps que les individus dont la poitrine était malade se trouvaient généralement bien de l'emploi d'une substance dont l'usage est populaire et fort ancien; je veux parler du limaçon. Cette observation, que tout le monde a pu être à même de faire, me conduisit à penser que cette substance, qui renferme plusieurs principes, pouvait bien agir autrement que comme un simple adoucissant, et dès lors je conçus l'idée de l'administrer à haute dose dans la phthisie. Au lieu du bouillon léger de limaçon et du sirop dont parfois on fait usage, et qui n'introduisent dans l'économie qu'une faible quantité de substance médicamenteuse, je prescrivis une décoction très forte de limaçon, dont je fis prendre abondamment aux malades qui suivirent ce traitement; et je pus juger les effets de ce mucilage animal pris à haute dose. Je vis que si les autres médecins qui avaient employé le limaçon dans le traitement de la phthisie n'étaient arrivés qu'à procurer du soulagement à leurs malades, et non à les guérir, cela venait uniquement de ce qu'ils n'avaient point eu l'idée de porter le médicament à la dose suffisante. Une fois que je me trouvai sur cette voie, je poursuivis mes observations avec soin, et je vis que les premières que j'avais faites se trouvaient confirmées par celles qui les suivirent. Il y avait environ quatre ans que j'expérimentais ce traitement de la phthisie, quand j'entendis dire par un médecin qui se trouvait en consultation avec moi près d'une phthisique, et auquel je proposai cette méthode pour la malade, que le docteur Chrestien de Montpellier traitait aussi les phthisiques par le limaçon. J'ignore comment le docteur Chrestien l'emploie, à quelle dose, sous quelle forme, à quels résultats il est arrivé, si toutefois il a eu recours, en effet, à cette substance. J'ai inutilement recherché si quelque chose avait été publié à cet égard, et n'ai absolument rien rencontré qui eût le moindre rapport avec cette médication.

Je rencontrai des difficultés pour chercher à apprécier l'efficacité de ma méthode, d'abord dans la répugnance qu'un certain nombre de malades manifesta pour le médicament, et ensuite dans le manque de persévérance de certains autres; car pour obtenir la guérison, il faut, comme on le verra dans les observations décrites ci-après, plusieurs mois, et souvent un an et plus, d'un usage non discontinué du mucilage animal à haute dose. Mais qu'est-ce qu'un pareil sacrifice quand on voit s'établir un mieux progressif, et qu'on fonde dès le début du traitement non la certitude, mais de grandes chances d'échapper à un mal qui autrement se termine presque inévitablement par la mort? A ces sources de difficultés vient d'ailleurs s'en joindre une autre. Beaucoup de malades consultent un médecin, suivent quelquefois exactement, plus souvent irrégulièrement, ce qu'il leur prescrit, et il les perd de vue, ou n'obtient ultérieurement sur leur compte que des renseignements insuffisants pour compléter une observation recueillie avec tout le soin que mérite un sujet aussi grave. Cependant ces observations irrégulières, qui ne peuvent servir quand il s'agit de dresser une statistique, ont en thérapeutique une valeur d'ensemble qu'on ne saurait méconnaître, et qu'il convient seulement de ne pas s'exagérer. Malgré tous ces obstacles, je suis arrivé à recueillir un certain nombre d'observations bien complètes, et qui ont pu fonder mes convictions; nombre limité sans doute puisque ces observations ne peuvent porter que sur des malades que j'ai pu suivre pendant un an au moins, et quelquefois bien davantage.

Le mode d'administration du médicament est fort simple; il s'agit uniquement de prendre le mucilage extrait des limaçons par ébullition dans une quantité d'eau suffisante. La moindre dose par laquelle on puisse commencer est de dix limaçons, du plus gros volume, par jour; mais on ne tarde pas à augmenter graduellement cette quantité jusqu'à vingt-cinq par jour, en examinant toutefois l'effet du médicament et réglant les doses en conséquence. Je n'ai jamais vu qu'il ait déterminé la moindre incommodité chez les malades, qui le digèrent généralement parfaitement. C'est par ce mucilage ou très forte décoction de limaçon (*helix pomatia*) que j'ai traité les phthisiques depuis plusieurs années, et en particulier ceux dont on va lire les observations plus bas.

Comme ce médicament répugne par sa fadeur à beaucoup de malades, on peut administrer le mucilage animal sous une autre forme, la forme solide, qui joint à l'avantage de lui donner une saveur agréable celui de ne point déplaire à l'œil, et de ne rappeler nullement le limaçon. Il faut généralement éviter le dégoût qui fait la plus vive et la plus fâcheuse impression sur certaines organisations, et puisqu'il s'agit ici d'un médicament qui doit être pris quotidiennement et avec persévérance pour être efficace, il convient de se placer dans les conditions les plus favorables à la continuation du traitement. Je vais indiquer ici un mode de préparation que j'ai fait exécuter comme épreuve et qui permet de ne perdre aucun principe médicamenteux.

On jette les limaçons dans l'eau bouillante; on les y laisse environ un quart d'heure, on les enlève ensuite de cette eau qu'on conserve avec soin. On retire alors les limaçons de leur coquille. On les hache assez fin, puis on met cette chair hachée dans un mortier et on l'y pile avec un peu de sucre pour faciliter la trituration. Cette masse étant ensuite retirée du mortier et placée dans une passoire ou un pulpoir, on la presse pour en faire passer à plusieurs reprises la pulpe dont on facilite la chute en y ajoutant l'eau qui a servi a faire bouillir les limaçons et qu'on a conservée pour être sûr de ne perdre aucun principe médicamenteux utile. Ce liquide pulpeux et épais étant recueilli, on y mêle le sucre. (Environ 500 grammes de sucre pour 150 limaçons.) Cela fait, on évapore ce liquide pulpeux et épais jusqu'à consistance de pâte. Cette évaporation doit être faite au *bain marie* pour ne pas décomposer le mucilage. On fait alors des tablettes de la grosseur d'un biscuit, représentant chacune la substance de vingt-cinq limaçons qu'on doit prendre dans la journée. Cette pâte contient sous le même volume une quantité de mucilage incomparablement plus considérable que celle qui a été jusqu'ici préparée par les pharmaciens, qui se servent d'une simple décoction de limaçon à laquelle ils ajoutent une grande quantité de gomme et de sucre. On conçoit qu'une pareille pâte ne contient presque pas de mucilage animal et est une préparation tout à fait insignifiante.

Je suis entré dans le détail de cette préparation parce que je la crois préférable à toute autre, et qu'en la décrivant, je mets chacun à même de la faire. Lorsqu'on propose un nouveau remède, on doit toujours, selon moi, en indiquer non seulement la composition, mais même la préparation. Ceux qui suivent une conduite opposée agissent nécessairement dans un but qui n'a rien de scientifique et qui est contraire aux intérêts de l'humanité. Quiconque ne s'empresse pas de publier les moyens curatifs qu'il connaît, et dont il se sert, est indigne d'exercer la première des professions libérales et n'est plus qu'un marchand.

Je suis souvent dans l'usage de prescrire en même temps l'emploi des exutoires, bien que j'aie en ce moyen une confiance limitée, et que je ne le regarde que comme un auxiliaire; car j'ai vu que les exutoires employés seuls ne guérissent aucun malade, tandis que le mucilage animal à haute dose employé seul en a guéri. Les cautères au bras, et bien préférablement sous les clavicules, où on peut les entretenir en se servant d'une pelote et d'une bande, quelquefois même le séton sur les parois thoraciques, ont été conseillés par moi comme adjuvants. Bien que la révulsion qu'on obtient à l'aide de ces dérivatifs n'ait point une très grande puissance curative, cependant il est raisonnable de leur accorder une certaine efficacité : aussi n'osé-je point écarter l'emploi des exutoires pour juger mieux l'effet du mucilage animal administré seul; car il est du devoir du médecin, à l'égard de chaque malade, de mettre tout en œuvre pour le guérir, lors même qu'il s'agit d'un intérêt scientifique puissant, l'appréciation d'une méthode de traitement. La répugnance invincible d'une jeune malade pour tout moyen qui laisserait la moindre cicatrice à la peau m'ayant forcé de m'abstenir chez elle de tout exutoire, au moins temporairement, ainsi qu'on le verra dans une des observations qui suivent, je pus juger que la guérison fut aussi prompte que possible par le seul emploi du mucilage de limaçon. Il est cependant important de remarquer que la phthisie n'était pas encore avancée chez elle, et je pense, jusqu'à ce que d'autres occasions pareilles m'aient permis de me former une opinion contraire, que les exutoires sont utiles comme adjuvants dans le traitement de la phthisie.

Quoique le mucilage animal dont j'ai parlé forme la partie essentielle du traitement, j'admets qu'on puisse, dans les circonstances particulières, recourir en même temps à des médicaments en usage habituel. Ainsi lorsque les malades ont des sueurs nocturnes, l'acétate de plomb, et lorsqu'ils sont tourmentés par de trop violentes quintes de toux, quelques préparations opiacées pourront être administrées sans nuire à l'effet du mucilage, et être utiles pour combattre des symptômes incommodes. L'usage d'une nourriture substantielle et bien choisie est fort essentiel. L'affaiblissement des phthisiques étant général, leur estomac finit par devenir inhabile à la digestion ; cependant c'est un des organes qui résistent le plus longtemps, et dont la fonction s'altère la dernière. Il faut en profiter pour les soutenir par une alimentation réparatrice et fortifiante. Je regarde la diarrhée comme la complication la plus fâcheuse, parce qu'elle fait craindre que les intestins ne soient tuberculeux et même ulcérés. Dès lors les digestions étant incomplètes et portant sur de moindres quantités d'aliments, les chances de guérison par un traitement, quel qu'il soit, doivent diminuer. Cependant, lors même que le mal en est arrivé à ce point, il ne faut pas perdre tout espoir. On verra dans l'une des observations un cas de ce genre suivi de guérison par le traitement du mucilage animal à haute dose.

Une température douce et l'habitation d'un endroit spacieux et bien aéré sont encore des conditions essentielles. On conçoit d'avance que, sous le double rapport de la nourriture et de l'aération, les malades des hôpitaux sont dans les pires conditions pour le traitement de la phthisie, et ce traitement, quel qu'il soit, ne saurait être aussi efficace quand on a à lutter contre de fâcheuses influences.

L'expérience m'a permis de faire sur l'efficacité du traitement que j'indique les remarques suivantes. Les malades ont d'autant plus de chances de guérir que la maladie est moins avancée et la constitution meilleure. Lors même que la maladie est trop avancée et qu'elle doit avoir une issue funeste, l'emploi du mucilage animal est suivi d'une amélioration, retarde beaucoup les progrès de la phthisie et permet de conserver les malades pendant un temps dont la durée dépasse encore toutes les prévisions. Il est évident que cette dernière proposition ne s'applique pas aux individus qui sont déjà menacés d'une mort très prochaine. Les sujets qui guérissent retrouvent ensuite leur état de santé primitif et l'intégrité de leur faculté respiratoire, chose fort remarquable et qui écarte l'idée de vastes adhérences pleurales. Le traitement, qui est toujours assez long, a cependant besoin de l'être d'autant moins que le mal est plus près du début. Enfin, chez un certain nombre de phthisiques, le principe morbide trop violent n'admet point de guérison. Les médecins qui traiteront les phthisiques par cette méthode ne devront point se contenter d'un examen unique, mais devront surveiller le traitement en les voyant de temps en temps, et en les encourageant à persévérer; car j'ai pu remarquer que ceux qui étaient abandonnés à eux-mêmes, quelles que fussent en apparence leur intelligence et leur raison, ne persévéraient souvent pas pendant un temps suffisant, lors même qu'un mieux progressif et déjà très marqué aurait dû les engager à poursuivre dans la même voie. Le traitement doit être encore continué pendant quelque temps après la disparition des symptômes. On comprendra mieux la portée de cette remarque après avoir lu les observations qui suivent.

J'ai choisi les six observations qu'on va lire, parce qu'elles m'ont paru offrir des particularités intéressantes, et qu'elles sont relatives à des malades que j'ai longtemps suivis et dont j'ai pu bien recueillir l'histoire. D'âges divers, doués de tempéraments différents, nés dans des conditions sociales différentes, et ayant conséquemment des habitudes et un genre de vie très opposés, ils m'ont fourni, au point de vue étiologique, l'occasion de faire des remarques qui m'ont paru dignes d'intérêt. Parmi ces six individus qui ont suivi le traitement par le mucilage animal à haute dose, trois ont guéri et trois ont succombé. Les circonstances fort remarquables qui m'ont semblé se rattacher à la mort de ces trois derniers méritent, à mon avis, d'être prises en considération, et font, selon moi, que ces trois dernières observations prouvent encore en faveur de l'efficacité de la méthode. Je ferai succinctement l'histoire de ces malades ; je donnerai les détails nécessaires à l'intelligence de chaque fait, et ne m'arrêterai pas à ceux qui ne serviraient pas à éclairer la question dont il s'agit, persuadé que les détails inutiles dissocient les éléments de l'observation qu'il faut toujours tâcher de rapprocher, surtout quand il s'agit de faits que n'ont pas vus ceux qui en lisent la description.

Observation I. — Madame S..., âgée de trente-quatre ans, d'une bonne constitution, portant conjointement les attributs du tempérament bilieux et du tempérament nerveux, quitta un des départements les plus méridionaux de la France pour venir habiter Paris, où elle eut à souffrir des peines et des privations inséparables d'une position gênée. Comme je n'obtins aucun renseignement particulier sur la santé de ses parents, c'est à ce changement d'un climat chaud et sec pour un climat assez froid et surtout humide, et à la tristesse et aux privations, que je dus rattacher chez elle le développement de la phthisie. Au bout de quelques mois de l'habitation de Paris, en 1840, elle vint me consulter et présentait l'état suivant : facies pâle, diminution très considérable d'un embonpoint qui avait été assez marqué, cependant n'allant pas jusqu'à un amaigrissement très frappant ; toux fréquente et violente suivie d'une expectoration mucoso-purulente ; voix altérée, bien qu'elle ne fût pas réduite au simple souffle ; elle était seulement remarquablement faible et glapissante ; sueurs nocturnes, surtout de la partie supérieure du corps ; pas d'hémoptysie ; diarrhée se montrant par intervalles, mais ne persistant pas ; poitrine résonnant assez bien partout à la percussion, si ce n'est sous les clavicules, où le son était décidément plus mat ; l'oreille appliquée en ce point, j'entendis fort clairement du gargouillement des deux côtés ; ce gargouillement était encore assez fin, et je pus approximativement juger par la nature du bruit, et par le rayon dans lequel il était perceptible, qu'il devait y avoir déjà là des cavernes capables de loger une aveline.

Les forces étaient encore assez bien conservées; mais il était évident que la malade en était déjà vers la fin de ce que l'on nomme le second degré de la phthisie, c'est-à-dire la période caractérisée par le ramollissement des tubercules. La diarrhée me fit craindre que les intestins ne continssent des tubercules; mais comme cette diarrhée ne persistait pas fort longtemps chaque fois, je regardai ce symptôme comme un peu moins effrayant en ce cas. Je prescrivis à la malade la décoction concentrée de limaçon à haute dose, et lui fis mettre un cautère sous chaque clavicule. Il fallut deux mois de ce traitement avant qu'on vît une amélioration très notable. Cependant cette amélioration avait été saisissable au bout d'un mois; tous les symptômes allèrent en diminuant d'intensité, et six ou huit mois après, pendant lesquels elle suivit le traitement avec une grande persévérance, elle était complétement guérie. La toux avait entièrement cessé, la voix avait repris son timbre normal, et l'embonpoint est devenu par degrés aussi considérable qu'auparavant. Aujourd'hui (sept ans plus tard, en 1847) elle jouit d'une bonne santé; elle a seulement eu l'hiver dernier un assez fort rhume dont elle s'est bien rétablie. Ce cas est un des plus beaux succès à citer en faveur de la méthode, à cause du degré avancé que le mal avait déjà atteint, et qui aurait infailliblement amené prochainement la mort si la malade n'avait suivi le traitement auquel elle se soumit avec une grande constance. Je vais rapporter deux autres observations remarquables de phthisie arrivée à un degré moins avancé et guérie aussi en moins de temps.

Observation II. — M. G..., âgé de trente-sept ans, ayant les apparences d'une assez forte constitution, d'un tempérament bilieux, né d'un père qui est mort il y a environ trente ans d'une affection de poitrine assez longue, dont on n'a pu me préciser parfaitement la nature, et qu'on m'a prétendu avoir été une pleurésie; d'une mère qui est morte assez âgée d'une affection du foie, avait eu une sœur aînée qui est morte phthisiqne à trente ans. Vers la fin de 1839, sa santé s'altéra, il maigrit, sa face devint pâle, ses forces diminuèrent sensiblement, une oppression accompagnée d'une petite toux qui n'amenait que des mucosités blanchâtres survint. Cette oppression devenait marquée dès qu'un exercice même léger accélérait la fonction respiratoire; quelques sueurs se montrèrent aussi. Ce cortége de symptômes qui s'aggravait chaque jour, joint à la double circonstance de la mort du père et surtout de la sœur du malade, m'ayant porté à examiner attentivement la poitrine, je la trouvai sonore partout à la percussion, excepté en un point assez limité, deux pouces environ au-dessous de la clavicule droite, dans une étendue un peu plus grande que la surface d'une pièce de cinq francs. Sans être obscur, le son était assez sensiblement moins clair en ce point qu'ailleurs, surtout en le comparant au point correspondant du côté opposé. En pratiquant l'auscultation, je trouvai la respiration bonne partout et exempte de râles ; mais au-dessous de la clavicule droite, dans le lieu où la percussion donnait un son moins clair, je trouvai la respiration un peu bronchique, l'expiration prolongée et de la bronchophonie, tandis que de l'autre côté, au même point, la respiration était franchement vésiculaire, la voix sans résonnance anormale. En outre, dans les environs du lieu où l'on trouvait les signes dont je viens de parler, et qui ne permettaient pas de méconnaître l'existence de tubercules crus en ce point, on entendait aussi deux petits craquements humides qui, recherchés à des jours différents, furent toujours retrouvés par moi au même point, mais ne se faisaient pas entendre à chaque inspiration. Il se passait quelquefois quatre ou cinq inspirations de suite sans que j'entendisse ces craquements, mais ils se reproduisaient bientôt. Ils correspondaient sans doute à deux points où de la matière tuberculeuse s'était ramollie. Jusqu'à l'époque à laquelle M. G... avait commencé à devenir phthisique, il avait toujours joui d'une bonne santé. Environné de toutes les aisances que pro cure la fortune, il avait la manière de vivre la plus saine, et comme d'ailleurs il n'avait jamais fait d'excès en aucun genre, je dus chercher la cause de la phthisie dans des conditions d'hérédité. L'affection de poitrine longue à laquelle a succombé son père fait présumer que ce dernier est mort tuberculeux, et la sœur de M. G..., qui est morte phthisique, offre une bien forte présomption en faveur de cette opinion.

Au point de vue des symptômes généraux et des symptômes locaux, la maladie était évidemment ici bien moins avancée que chez madame S... qui fait le sujet de l'observation précédente; le malade en était à ce point qui constitue le passage du premier au second degré de la phthisie ; c'est-à-dire le moment où une éruption de tubercules s'étant faite, ils vont se ramollir. Je conseillai à M. G... le mucilage de limaçon, qu'il prit chaque jour avec beaucoup d'exactitude, et lui fis mettre un cautère, qu'il voulut placer au bras, ce qui sans doute dut encore diminuer la part d'efficacité qu'on pourrait attribuer à cet exutoire. Les effets du traitement furent très promptement sensibles, et leur première manifestation fut la suspension presque immédiate dans les progrès des symptômes, qui jusqu'alors avaient été en croissant chaque jour. M. G... continua pendant quelque temps son traitement sous mes yeux, et alla le terminer avec la même exactitude en Italie, où M. Andral, qui fut appelé en consultation, et moi, l'envoyâmes passer l'hiver. Au bout de six mois il était complétement guéri ; son embonpoint a reparu par degrés et est aujourd'hui assez considérable. Depuis six ans et demi que sa guérison est complète, il jouit d'une bonne santé, et offre les apparences de la vigueur. Je le vois souvent, et depuis cette époque je l'ai ausculté à plusieurs reprises avec un soin extrême. On n'entend plus aucun craquement en aucun point de la poitrine, et la respiration est pure et franchement vésiculaire dans le lieu où elle a été autrefois bronchique ; il n'y a plus d'expiration prolongée ni de bronchophonie dans ce même point ; en un mot, les symptômes locaux ont disparu avec les symptômes généraux. Il y a une chose fort remarquable dans ce cas, c'est que les tubercules ne se sont ramollis chez ce malade que dans deux points fort petits, ceux où on entendait les deux craquements humides ; partout ailleurs les tubercules étaient crus, et comme d'une part les crachats ne contenaient pas de matière tuberculeuse, et que de l'autre la guérison a eu lieu, puisque le malade a recouvré toute sa santé et que les signes stéthoscopiques, ou, si on veut, d'auscultation, ont complétement disparu, il faut admettre que les tubercules crus ont été enlevés par la résorption. L'observation qui suit donnera lieu à quelques remarques sur ce sujet.

Observation III. — Mademoiselle J....., âgée de dix-neuf ans, d'un tempérament lymphatique et nerveux, présentant les apparences d'une force médiocre, née d'une mère morte d'une affection étrangère au thorax, et d'un père qui jouit d'une bonne santé, se portait bien jusqu'en 1844. A cette époque elle vit sa santé s'altérer. La périodicité de ses évacuations menstruelles se troubla, elle maigrit, ses joues pâlirent, si ce n'est aux pommettes, qui, à l'époque où je la vis, offraient une coloration qui tranchait avec le reste de son teint. L'amaigrissement était survenu lentement. Une toux forte et excessivement fréquente fatiguait extrêmement la malade, elle augmentait par le moindre exercice ainsi que l'oppression; la simple pression de la tête contre les parois thoraciques lorsqu'on auscultait la malade, faisait redoubler cette toux et cet étouffement. L'expectoration était généralement muqueuse; cependant je vis plusieurs crachats séparés des autres, et qui étaient jaunes, opaques, puriformes, et contenaient ces stries auxquelles on reconnaît la matière tuberculeuse ramollie. En rapprochant cette dernière circonstance des signes fournis par l'auscultation, j'en pus tirer des conséquences fort remarquables. La poitrine résonnait assez bien partout à la percussion, et, sans offrir un son parfaitement clair, les régions sous-claviculaires et sus-épineuses ne fournissaient par ce mode d'exploration aucun signe qui pût fixer l'attention; mais si on appliquait l'oreille ou le stéthoscope sur ces régions du thorax, on trouvait le bruit respiratoire plus faible; le bruit correspondant à l'inspiration, sec, dénué de ce caractère moelleux qui appartient au tissu pulmonaire sain, l'expiration évidemment prolongée; la voix, sans offrir une bronchophonie franche en aucun point déterminé, faisait entendre une résonnance diffuse dans tout le tiers supérieur du thorax des deux côtés, c'est-à-dire dans le lieu où il y avait une inspiration sèche et de l'expiration prolongée.

A l'aide de ces signes joints aux symptômes généraux dont j'ai parlé, non seulement je pus reconnaître l'existence des tubercules, mais je pus juger de quelle manière ils étaient répartis dans le tissu pulmonaire. Lorsque, en effet, on trouve les signes d'auscultation tels que ceux-ci, on peut dire que le poumon ne contient pas de masse tuberculeuse très volumineuse, mais que des tubercules crus sont disséminés en assez grand nombre dans son parenchyme. Bien que j'eusse vu dans quelques crachats de la malade les caractères de la matière tuberculeuse ramollie, je n'entendis dans la région supérieure du thorax, ni gargouillement, ni râle sous-crépitant ou muqueux, ni craquement, rien enfin qui indiquât un point où la matière tuberculeuse se ramollit. Dans les divers examens longs et très minutieux que je fis de la poitrine de cette malade, je trouvai toujours les mêmes résultats stéthoscopiques. Je fixe l'attention sur cette coïncidence remarquable en ce qu'elle paraît impliquer une contradiction; car on peut dire, comme règle générale, que toute poitrine qui contient de la matière tuberculeuse ramollie doit faire entendre, sinon du gargouillement, ou seulement du râle sous-crépitant, au moins quelque craquement dans le lieu correspondant au point ramolli; cependant je pense que cette règle doit admettre quelques exceptions, et que si une excavation petite et très voisine d'un gros tuyau brochique communique avec celui-ci par une ouverture large et presque de la dimension de la petite caverne qui se forme, cette excavation peut se vider de la matière tuberculeuse qu'elle contient, sans retenir ensuite aucune matière liquide ou mucoso-purulente, dont la présence est nécessaire pour la production du gargouillement, des râles et des craquements; car on peut poser comme un axiome d'acoustique que pour que du gargouillement ou tout phénomène analogue se produise dans une cavité, il faut la réunion de deux éléments, savoir, de l'air et du liquide.

Dans le cas qui nous occupe, je n'ai pu attribuer la phthisie à aucun vice héréditaire, l'alimentation était saine et abondante, les vêtements toujours convenablement chauds, les règles de l'hygiène assez généralement observées; cependant deux causes suffisantes pour expliquer le développement de la phthisie subsistaient : l'habitation de Paris qui en est une bien positive, qu'on peut apprécier d'une manière relative, et dont il ne faut cependant pas s'exagérer la valeur, et une vie très sédentaire et dénuée d'exercice et d'aération.

La tuberculisation était évidente, les progrès du mal avaient été assez rapides depuis le commencement de son invasion, mais en définitive il n'était pas très avancé, et les succès que j'avais eus dans des cas où il l'était beaucoup plus m'inspiraient de la confiance. La malade, qui tenait beaucoup à ses agréments extérieurs, se refusa obstinément à tout moyen qui aurait pu laisser la moindre trace à la peau, et les exutoires, de quelque nature qu'ils fussent, se trouvèrent proscrits. Je finis par consentir à n'en pas faire usage temporairement, et il fut convenu qu'on y recourrait au bout de quinze jours si le mieux ne s'était pas franchement établi. Le traitement par le mucilage animal fut donc commencé seul, et rien cette fois n'intervint pour modifier le jugement qu'on pouvait s'en former. Après que le délai de quinze jours fut expiré, je retournai voir la malade, et trouvai une telle amélioration dans son état général, que je dus approuver le parti qu'elle avait pris de s'abstenir des exutoires, et l'engageai à continuer le traitement par le mucilage seul, satisfait moi-même de rencontrer une occasion toute naturelle de n'employer aucun moyen adjuvant. J'auscultai alors la poitrine avec soin, et, comme il était très aisé de le prévoir, je ne trouvai pas un changement sensible après un aussi court intervalle : de sorte que la grande amélioration dans les symptômes généraux n'était point accompagnée d'une amélioration notable des symptômes locaux.

J'insistai beaucoup sur la nécessité de poursuivre le traitement avec exactitude, et au bout de deux mois la malade était déjà dans un état très rassurant, les symptômes généraux n'existant plus qu'à un très faible degré, et l'auscultation fournissant des signes plus satisfaisants. Cependant on constatait bien encore la présence des tubercules, et la respiration était loin d'être franche et pure; je conseillai de persévérer, et le traitement fut continué encore un mois sans interruption; après quoi, la malade se trouvant parfaitement bien et ne toussant plus, elle le cessa complétement, et eut lieu de se repentir de sa précipitation, car au bout de quelque temps de cette interruption, elle se remit à tousser et à souffrir, quoiqu'à un degré moindre que la première fois; et la nécessité de reprendre immédiatement le traitement lui ayant paru évidente, celui-ci fut encore continué environ six semaines; après quoi la guérison fut complète; et comme elle s'est maintenue depuis deux ans, tout porte à croire que la santé ne sera plus altérée.

Les particularités les plus remarquables de ce cas sont : 1° la présence de matière tuberculeuse ramollie observée dans quelques crachats, sans gargouillement ni autre phénomène analogue; 2° la promptitude avec laquelle les symptômes généraux se sont amendés sous l'influence du traitement par le mucilage de limaçon à haute dose employé seul; 3° la persistance beaucoup plus longue des symptômes locaux saisissables par l'auscultation; 4° le retour des accidents peu de temps après que le traitement fut abandonné prématurément; 5° la disparition définitive de tous ces symptômes quand le traitement fut repris; 6° la brièveté du traitement total, qui dura moins de quatre mois et demi.

Dans les trois observations qui restent à lire on verra que le traitement fut suivi promptement d'une amélioration notable dans l'état des malades, amélioration telle que pendant quelque temps ils considérèrent leur guérison comme certaine, mais qu'ils finirent néanmoins par succomber après avoir prolongé leur existence bien au-delà du terme qu'on pouvait leur assigner suivant les probabilités, et que la mort n'eut lieu que quand ils eurent abandonné le traitement.

Observation IV. — Madame F. L....., âgée de trente-neuf ans, d'une constitution forte, avait joui d'une bonne santé jusqu'à ce qu'épuisée par neuf couches, dont la dernière fut double, elle vit ses forces décliner; elle avait allaité ses dix enfants, et menait une vie pénible au milieu des privations qu'entraîne l'indigence. Ce fut sous l'influence de ces causes que la phthisie se développa, car je ne découvris rien dans ses antécédents qui expliquât la maladie à l'aide des renseignements incomplets, il est vrai, que je pus recueillir sur sa famille. Il est cependant bon de noter qu'un de ses fils mourut phthisique deux ans avant elle. Lorsque je fus consulté par elle, elle présentait déjà un amaigrissement assez notable, elle avait la voix fort altérée, rauque et se bornant presque à l'émission du souffle, une toux fréquente et suivie d'une abondante expectoration, des sueurs nocturnes considérables, un grand abattement, les fonctions digestives encore assez bien conservées. La résonnance de la poitrine à la percussion était médiocrement claire, moins claire encore vers le sommet. Dans le tiers supérieur de la poitrine des deux côtés, respiration faible, sèche, non vésiculaire; bruit d'expiration marqué, bronchophonie, râle sous-crépitant sous l'une des clavicules, gargouillement fin sous l'autre; ces mêmes bruits étaient perceptibles dans les environs de l'épine de l'omoplate des deux côtés. A ces signes je pus reconnaître qu'il y avait des tubercules en abondance dans la partie supérieure des poumons, et que déjà plusieurs étaient ramollis et en pleine fonte suppuratoire. M. Andral, qui fut consulté par la malade, constata les mêmes faits, et porta le même diagnostic. Je prescrivis l'emploi du mucilage de limaçon suivant les principes que j'ai déjà tracés, et je fis mettre des cautères sous les clavicules. L'amélioration dans l'état de la malade fut assez prompte; au bout d'un mois presque tous les symptômes s'étaient notablement amendés, et la malade put reprendre ses occupations quotidiennes.

Cet état se maintint assez longtemps uniforme; la voix reprit de la force, et, sans retrouver sa clarté primitive, elle redevint assez sonore pour que la parole fût articulée sans difficulté; mais les progrès vers le mieux furent très lents, ce qui força à continuer le traitement pendant un temps fort long. Après dix-huit ou vingt mois de persévérance, madame F. L.... trouvant son état de santé infiniment meilleur, pensa qu'elle ne pourrait plus obtenir d'amélioration, et qu'elle avait atteint la guérison, ou du moins un état de santé supportable qui se maintiendrait, et elle me dit qu'elle abandonnait le traitement. Je lui dis vainement qu'elle n'était pas guérie, et que sous peu elle aurait lieu de se repentir de cette imprudence, et je la suppliai de ne point abandonner une voie, la seule capable de la faire échapper à la mort. Toutes mes instances furent inutiles, elle cessa complétement le traitement. Un mois après une rechute affreuse eut lieu, et lorsqu'on me rappela près de la malade, je la trouvai la voix complétement éteinte, dans un état de suffocation effrayante, en proie à une fièvre ardente, toussant et crachant avec beaucoup de peine, et ayant une douleur déchirante dans le larynx; une sueur visqueuse lui couvrait tout le corps. Elle me fit comprendre tous ses regrets, mais ils étaient trop tardifs, et elle périt bientôt victime de son obstination.

Ce cas me parut fort remarquable; le traitement avait été suivi d'une amélioration prompte qui, arrivée à un certain degré, n'avait plus fait que des progrès lents, mais enfin avait conduit à un état de santé supportable qui s'était toujours maintenu tout le temps que la malade avait persisté dans ce traitement. Peu de temps après l'avoir abandonné, elle était retombée, et avait bientôt succombé. N'est-il pas raisonnable de supposer qu'en suivant une conduite opposée, elle aurait échappé à la mort?

Observation V. — M. de L..., âgé de cinquante-cinq ans, ayant les apparences d'une assez forte constitution, et les attributs du tempérament sanguin, avait joui jusqu'à cet âge d'une bonne santé, lorsqu'il vit celle-ci s'altérer profondément et qu'il commença à offrir tous les signes de la phthisie. Son histoire, qui m'a paru assez remarquable à tous égards pour me l'avoir fait choisir comme objet de description, l'est peut-être particulièrement au point de vue étiologique. Je ne pus rattacher clairement chez lui le développement de la phthisie à des particularités saisissables; c'est ainsi qu'il en est chez quelques sujets, et il est bon de tenir compte de ces exemples exceptionnels; ils apprennent qu'un individu qui n'a point de fâcheux antécédents d'hérédité, qui a joui d'une bonne santé jusqu'à un âge assez avancé, et est placé dans les meilleures conditions hygiéniques, peut voir encore la phthisie se développer chez lui contrairement à tous les calculs de probabilité qui lui seraient favorables.

Comme je viens de le dire, il n'y avait rien de positif au point de vue de l'hérédité ; on me donna à entendre que le père de M. de L. avait mené une vie fort dissipée, et était mort usé par les plaisirs, et que sa mère avait succombé à une fluxion de poitrine ; ce qui n'exclut ni n'admet nécessairement la présence de tubercules. Il n'habitait point Paris, dont le séjour peut être regardé à la rigueur comme une cause suffisante de phthisie chez ceux dont on ne peut expliquer autrement la maladie ; la maison où il demeurait, dans une ville à environ vingt lieues de Paris, était parfaitement saine, et il passait la belle saison dans une maison de campagne qui offrait toutes les conditions désirables pour la santé. Son alimentation, sa manière de se vêtir, étaient également satisfaisantes, et il avait toujours joui de toutes les aisances et de tous les agréments de la vie avec calme, et sans commettre d'excès à aucun âge. Il n'y avait non plus aucune part à faire aux passions tristes ; toute l'existence de M. de L.... s'était passée au sein de sa famille, entouré de la considération publique qu'il méritait par son caractère. Sa force et sa bonne santé n'avaient reçu aucune atteinte avant l'âge de cinquante-cinq ans ; et j'avais eu l'occasion de le voir deux ans auparavant dans l'état le plus florissant, qui aurait assurément écarté toute idée d'une phthisie prochaine. Il avait d'abord cru trouver la cause de sa maladie dans un coup d'épée qu'il avait reçu à la poitrine il y avait environ trente ans, mais je ne trouvai aucune liaison entre ces deux événements si distants, et il abandonna cette idée en voyant que je ne la partageais pas.

Quoi qu'il en soit de la cause insaisissable de la phthisie chez ce malade, il tomba promptement dans un tel état qu'il crut nécessaire de venir à Paris consulter plusieurs médecins. M. Andral et quelques autres praticiens le trouvèrent dans une position tout à fait désespérée, et il fut généralement déclaré que M. de L... ne survivrait pas deux mois. Ce fut alors qu'il me fut amené par un de ses amis que j'avais guéri de la phthisie. Il me présenta l'état suivant : amaigrissement considérable et décoloration très notable de la peau de la face, toux fréquente surtout le matin, et suivie alors d'une expectoration muqueuse abondante, oppression, voix rauque et presque complétement dépourvue de son ; fièvre lente quotidienne, sueurs abondantes tous les matins vers quatre heures ; haleine fétide ; fonctions digestives assez bien conservées ; pas de diarrhée. Poitrine résonnant mal à la percussion dans la partie supérieure des deux côtés. A l'auscultation on trouvait la respiration normale, seulement en arrière et en bas ; partout ailleurs elle était, suivant les différents points, ou sèche ou faible ou soufflante. A droite et en avant, vers la réunion des deux tiers inférieurs de la poitrine avec le tiers supérieur, on entendait un gros gargouillement, et dans les points voisins la voix fournissait une bronchophonie forte, qui se convertissait en une pectoriloquie imparfaite lorsque la caverne où le phénomène avait lieu était suffisamment vide de matière muqueuse; du côté gauche de la poitrine vers le point correspondant, gargouillement beaucoup plus fin, et bronchophonie simple. Je pus distinguer à ces signes l'existence d'une vaste caverne à droite, de quelques points excavés à gauche, et de la matière tuberculeuse aux alentours dans une grande étendue.

La maladie était arrivée à un point tel, que je ne pouvais conserver qu'un espoir bien faible de sauver le malade; mais je n'y renonçais pas entièrement, et j'avais au moins celui de prolonger ses jours. Je lui ordonnai d'abord de quitter Paris, et de retourner à la campagne passer l'été, où il pourrait parfaitement suivre le traitement que je lui prescrirais, et de venir seulement se faire examiner par moi à de longs intervalles. Je conseillai de placer un séton aux parois de la poitrine, et de prendre largement le mucilage de limaçon, ce qui fut fait avec exactitude.

L'état de M. de L. n'empira plus à dater du commencement du traitement, et au bout de quelque temps il commença à s'améliorer ; cette amélioration fit des progrès lents, mais continus, puis elle s'arrêta ; il toussait et crachait beaucoup moins ; le séton le fatiguait et lui paraissait très pénible ; il le supprima, et il est à remarquer que son état se maintint sans empirer lorsqu'il eut supprimé l'exutoire. Un an à partir de l'époque à laquelle il avait commencé le traitement, je trouvai le gargouillement bien moindre, et il me parut que la caverne vaste qui existait à droite avait dû se rétrécir ; la respiration était meilleure dans une plus grande étendue, l'oppression bien moindre, et la voix avait repris de la force. L'état général du malade n'était d'ailleurs nullement à comparer avec la situation déplorable dans laquelle il se trouvait quand il était venu me consulter pour la première fois. Je l'engageai à persévérer dans l'emploi du mucilage de limaçon à haute dose dont il avait retiré un si bon résultat; il le fit encore longtemps; mais pensant qu'il avait atteint le point d'amélioration auquel il pouvait parvenir, et qu'il s'y maintiendrait sans continuer le traitement, il ne suivit plus les instructions que je lui avais données, et quelque temps après il commença à décliner. Le mal fit alors des progrès auxquels il n'opposa aucun moyen, et il succomba deux ans environ après l'époque à laquelle je lui avais fait commencer le traitement.

On peut remarquer que dans ce cas, contrairement à ce qui a lieu ordinairement quand on y porte une attention convenable, je ne pus saisir la cause prochaine ou éloignée de la maladie. Je vis encore que, sous l'influence du traitement, le malade, qui avait été condamné à mourir avant deux mois, survécut plus de deux ans et ne mourut qu'après avoir abandonné le traitement.

Observation VI. — Cette observation diffère

essentiellement de la précédente, en ce que l'individu qui en fait le sujet se trouva placé dans des conditions qui expliquent complétement l'origine de la phthisie chez lui, dans un âge aussi avancé, conditions dont je pus apprécier ici toute l'influence, grâce aux renseignements détaillés que je fus à même de me procurer sur ce malade.

M. L***, âgé de cinquante-sept ans, offrant les attributs de ce que l'on a appelé le tempérament bilieux, et les apparences d'une assez bonne constitution, avait joui jusqu'à cet âge d'une bonne santé. Il était fils d'un homme qui a aujourd'hui quatre-vingt-quatre ans, conserve toutes ses facultés et n'a aucune infirmité. Sa mère est morte à soixante-treize ans d'une tumeur de l'ovaire. Ses deux frères, qui ont cinquante et quelques années, se portent très bien et ont de nombreux enfants mariés eux-mêmes. M. L. a laissé deux filles, dont l'une est déjà mariée et mère. Cette famille considérable ne présente pas d'autre phthisique que lui, et il est hors de doute que la phthisie a pris naissance chez lui sous des influences qui lui ont été tout à fait personnelles. En examinant son genre de vie, on saisit la nature de ces influences. Il avait passé son enfance et son adolescence à la campagne, et dans sa jeunesse il avait fait les dernières et pénibles guerres de l'empire; pendant tout ce temps il avait toujours eu une bonne santé. Rentré dans la vie civile, il s'était mis dans l'industrie, où il avait réussi à se créer une position par son activité. Tout le temps que ses affaires ne reçurent point d'échec, il conserva sa bonne santé; mais dans les dernières années de sa vie, il éprouva des revers de fortune, et chercha en vain à les réparer en se créant une nouvelle occupation. Ne voulant être à charge à personne, il souffrit son indigence sans se plaindre; mais bien qu'il la supportât en homme de cœur et avec simplicité, il conçut une tristesse qui, jointe aux privations inséparables de sa situation, altéra sa santé, et il devint phthisique.

Vers la fin de 1841 il vint me consulter et me présenta les symptômes suivants : amaigrissement marqué; les pommettes étaient très saillantes, les joues creuses et pâles, diminution sensible des forces, sueurs abondantes la nuit; pouls souvent fébrile. Toux assez fréquente, plus forte le matin et accompagnée d'une expectoration muqueuse assez abondante; quelques hémoptysies se sont montrées par intervalles. Respiration devenue plus courte et voix affaiblie. Poitrine médiocrement sonore à la percussion, moins sonore en haut qu'en bas. Bruit respiratoire sec et tout à fait dénaturé sous les clavicules, et dans la moitié supérieure du thorax; dans les mêmes points, expiration prolongée et bronchophonie. On entendait en outre des craquements humides disseminés dans une assez grande étendue à la partie supérieure des deux côtés.

Il était évident que de nombreux tubercules, dont plusieurs étaient ramollis, avaient envahi le parenchyme des poumons, et l'état général était déjà fort inquiétant; je fis commencer immédiatement le traitement par le mucilage de limaçon à haute dose, et fis appliquer des cautères sous les clavicules. Une amélioration lente dans son progrès s'ensuivit, mais elle s'arrêta au bout de quelque temps, ce qui dut tenir à ce que le malade, loin de suivre une bonne hygiène, continua à souffrir du mauvais régime et des privations que devait entraîner son indigence. Un état stationnaire se maintint fort longtemps; cependant dans un des examens ultérieurs que je fis de sa poitrine, je trouvai les craquements convertis en gargouillement fin, ce qui indiquait un progrès du mal, bien que le malade m'affirmât qu'il prenait exactement le médicament que je lui avais prescrit. Néanmoins il paraissait assez bien encore sous le rapport de l'état général, et, sauf la circonstance dont je viens de parler, il était fort étonnant qu'il se maintînt dans cette situation, vaquant à ses occupations et conservant encore quelque force. Cet état de choses dura deux ans et demi, au bout desquels le malade ayant abandonné le traitement, il mourut quelque temps après dans le dernier état de marasme.

Il est à remarquer qu'ici, ainsi que cela arrive souvent, le traitement a été d'abord suivi d'une amélioration, mais que celle-ci a été contrariée dans sa marche par les mauvaises conditions hygiéniques dans lesquelles se trouvait placé le malade; que néanmoins un état stationnaire et supportable s'est maintenu tout le temps que le traitement fut suivi, et qu'enfin la mort n'a eu lieu que quelque temps après sa cessation.

Ces trois dernières observations m'ont paru plus instructives et plus probantes en faveur de l'efficacité de la méthode par les circonstances qui les ont terminées, que d'autres observations de guérison que j'aurais pu joindre aux trois premières. Qu'on ne s'étonne pas de ne point me voir chercher à faire apprécier l'efficacité de ma méthode, en dressant ici une statistique offrant le nombre de malades traités par elle, celui des morts et celui des guérisons. Je reconnais toute la valeur de la statistique, mais je ne me l'exagère pas ; je ne suis pas de ceux qui croient qu'on peut résoudre avec des chiffres tous les problèmes de thérapeutique. La méthode numérique n'est applicable qu'à un certain nombre de questions, et celle qui m'a occupé dans ce travail ne me paraît pas être de ce nombre. Lorsqu'on opère sur des unités pour faire un calcul, il faut que ces unités soient de même nature et de même valeur ; or, il y a une différence immense à faire entre les phthisiques, suivant leur âge, leur force de constitution primitive, le degré atteint déjà par la maladie, la promptitude ou la lenteur qu'elle a mises à y arriver, l'exactitude et la persévérance avec lesquelles ils suivent le traitement, etc. Réunir des éléments aussi différents dans un même tableau, serait faire un rapprochement forcé, je dirai même un travail absurde.

Il ne s'agit d'ailleurs pas de comparer un traitement à un autre, il s'agit d'en créer un, contre une maladie regardée jusqu'ici comme tout à fait au-dessus des ressources de l'art, et comme se terminant invariablement par la mort. Ainsi, lorsqu'on n'arriverait à sauver qu'un malade sur dix, ce serait déjà un immense résultat; et je puis dire qu'à l'aide du traitement que je propose, j'ai été beaucoup plus heureux. Lors même que les sujets qui le suivent ne recouvrent pas la santé, parce qu'ils le commencent trop tard, ou que le principe morbifique trop violent chez eux n'admet pas de guérison, ils prolongent encore leurs jours et adoucissent leurs souffrances.

Je pense qu'il est inutile d'entamer ici une discussion sur la manière dont la substance médicamenteuse que je conseille doit opérer; on peut trouver plusieurs moyens de l'expliquer, mais alors on tombe dans des raisonnements purement hypothétiques, auxquels se rattache la question de la résorption de la matière tuberculeuse en nature; question qui cependant paraîtrait décidée par l'affirmative après la lecture des observations 2 et 3 en particulier. Ce qui est parfaitement positif et beaucoup plus important, c'est que des phthisies bien manifestes, dont tous les symptômes étaient évidents, et qui ont été constatées, non seulement par moi, mais par d'autres médecins, ont été guéries par ce moyen. J'engage donc tous les praticiens à l'employer, mais s'ils veulent en juger l'efficacité, qu'ils l'emploient avec persévérance et sans prévention. Il ne s'agit point de faire prendre, ainsi que cela a lieu parfois, quelques tasses d'un faible bouillon de limaçon; il faut que le mucilage de limaçon soit pris tous les jours pendant longtemps, et à haute dose; c'est alors seulement qu'on sera en droit de se prononcer sur la méthode, et de fixer les limites de son efficacité. D'ailleurs on ne perd jamais de vue l'importance des mesures hygiéniques, et du régime à suivre pendant le traitement; j'ai déjà dit combien la situation des malades des hôpitaux était défavorable, il faudra en tenir compte quand on le mettra en usage chez eux. Il serait déraisonnable d'espérer qu'on guérira tous les phthisiques par un traitement quel qu'il soit, aussi ne me suis-je jamais flatté d'atteindre un semblable but; je pense qu'en sauver un certain nombre d'une mort qui aurait été inévitable sera déjà un immense résultat. Je recommande aussi l'usage du traitement préservatif chez tous les individus considérés comme prédisposés, mais non encore atteints de phthisie. Tels sont les moyens que l'observation et l'expérience me font regarder comme réellement utiles contre cette maladie; j'espère qu'en généralisant leur emploi, on parviendra à lutter avec plus de succès qu'on ne l'a fait jusqu'ici contre un des plus terribles fléaux de l'humanité.

FIN.

www.ingramcontent.com/pod-product-compliance
Ingram Content Group UK Ltd.
Pitfield, Milton Keynes, MK11 3LW, UK
UKHW020316220726
13923UKWH00003B/1185